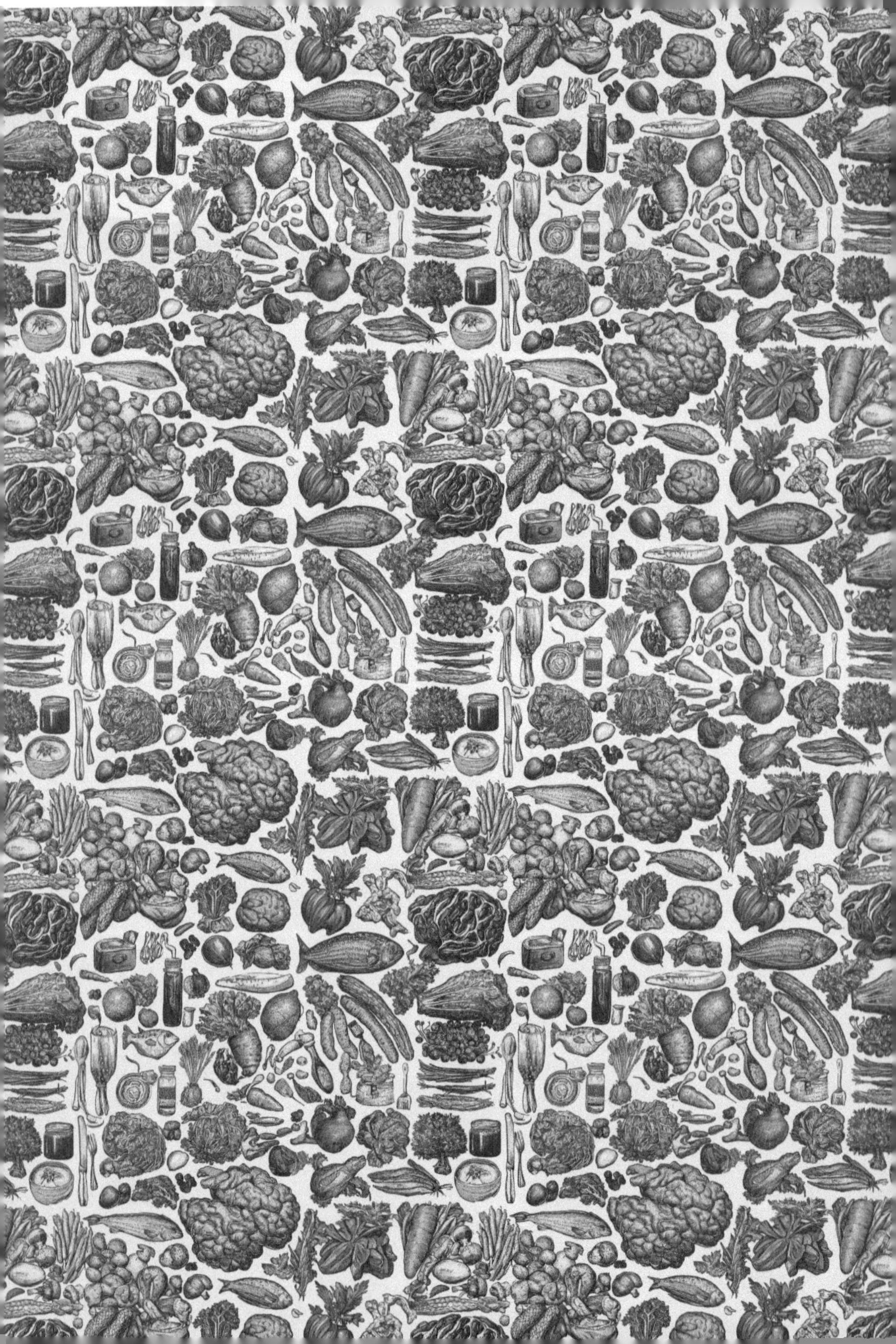

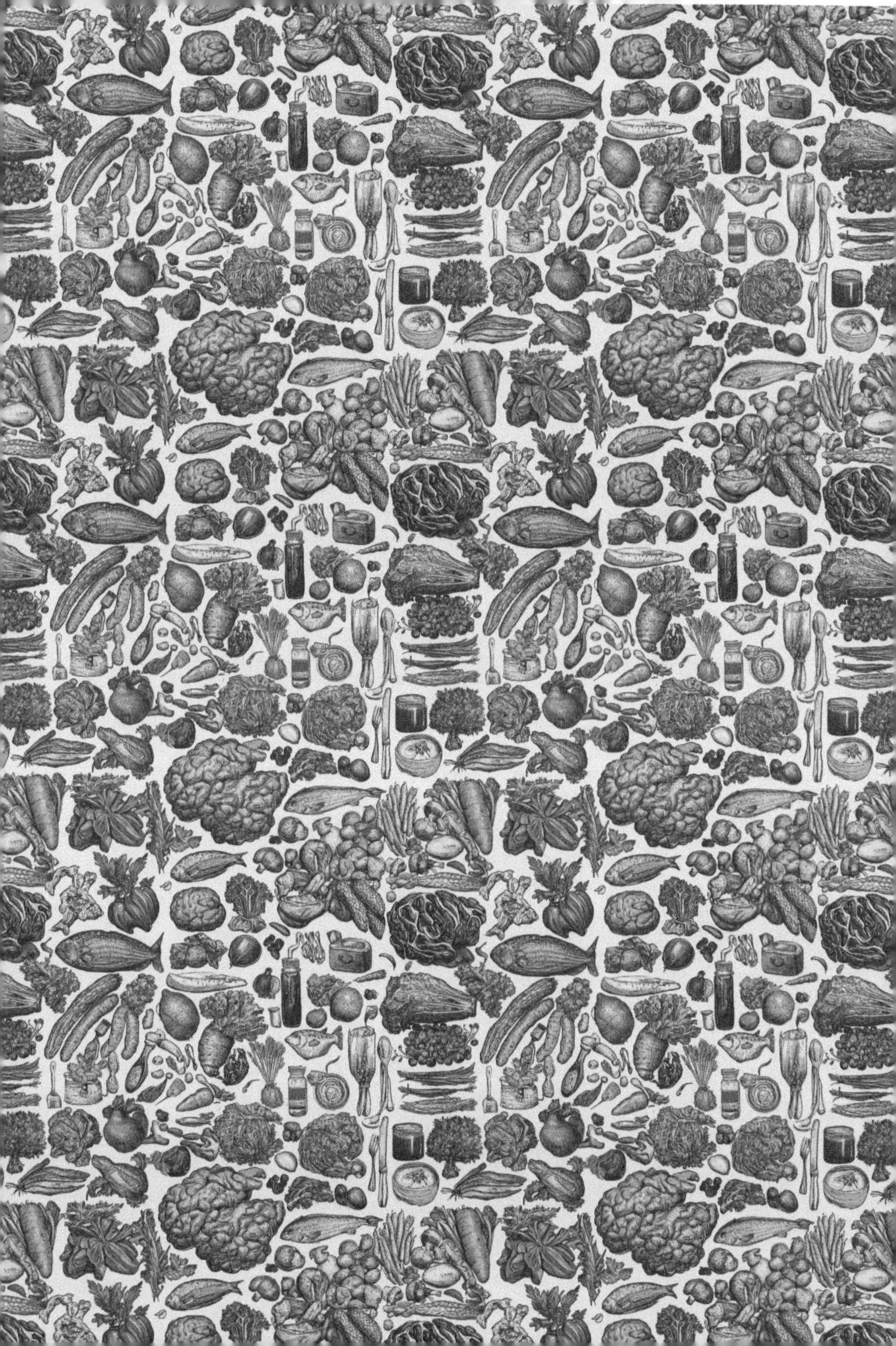

Aviso legal

Saage Media GmbH
c/o SpinLab – The HHL Accelerator
Spinnereistraße 7
04179 Leipzig, Germany
E-Mail: contact@SaageMedia.com
Web: www.SaageMedia.com
Commercial Register: Local Court Leipzig, HRB 42755 (Handelsregister: Amtsgericht Leipzig, HRB 42755)
Managing Director: Rico Saage (Geschäftsführer)
VAT ID Number: DE369527893 (USt-IdNr.)

Editorial: Saage Media GmbH
Publicación: 02.2025
Diseño de portada: Saage Media GmbH
ISBN Tapa blanda (es): 978-3-384-52617-5
ISBN Ebook (es): 978-3-384-52618-2

Legal / Avisos

Los enlaces externos y las referencias a fuentes enumerados en este libro fueron verificados al momento de la publicación. El autor no tiene influencia sobre los diseños y contenidos actuales y futuros de las páginas vinculadas. El proveedor del sitio web vinculado es el único responsable de los contenidos ilegales, incorrectos o incompletos, así como de los daños que surjan del uso o no uso de la información, no quien hace referencia a la publicación respectiva a través de enlaces. Todas las fuentes externas utilizadas se enumeran en la bibliografía. A pesar del cuidadoso control del contenido, no asumimos ninguna responsabilidad por el contenido de fuentes externas. Los operadores de las fuentes citadas son los únicos responsables de su contenido. Las imágenes y fuentes de terceros están marcadas como tales. La reproducción, procesamiento, distribución y cualquier tipo de explotación fuera de los límites de los derechos de autor requieren el consentimiento por escrito del autor o creador respectivo.
Este libro ha sido traducido del alemán. No se pueden descartar completamente las desviaciones del original o los errores de traducción. Todas las fuentes citadas en el libro están disponibles en inglés. No asumimos ninguna responsabilidad por inexactitudes o malentendidos de contenido que puedan surgir por la traducción.
Los datos de los diagramas que no están marcados explícitamente con una fuente no se basan en estudios, sino que son suposiciones no vinculantes para una mejor visualización.
Este libro fue creado utilizando Inteligencia Artificial (IA) y otras herramientas. Entre otras cosas, se utilizaron herramientas para la investigación, la escritura/edición y la generación de ilustraciones decorativas. A pesar del control, no se pueden descartar completamente los errores. Nos gustaría enfatizar que el uso de la IA sirve como herramienta de apoyo para proporcionar a nuestros lectores una experiencia de lectura de alta calidad e inspiradora.

Las referencias y citas contenidas en este libro han sido cuidadosamente investigadas y reproducidas en su significado. La interpretación y presentación del contenido citado refleja la comprensión del autor y no necesariamente corresponde con la intención u opinión de los autores originales. Para las citas parafraseadas, las declaraciones principales de las fuentes originales se han incorporado al contexto de esta obra según el mejor saber y entender, pero pueden desviarse de las formulaciones originales y matices de significado debido a la transferencia y simplificación. Todas las fuentes utilizadas están completamente listadas en la bibliografía y pueden leerse allí en el original. La responsabilidad de la interpretación y la incorporación contextual del contenido citado recae en el autor de este libro. Para preguntas científicas e información detallada, se recomienda consultar las fuentes originales. El autor se ha esforzado por presentar temas científicos complejos de manera generalmente comprensible. No se pueden excluir simplificaciones y generalizaciones. No se puede garantizar la exactitud técnica y la integridad de las presentaciones simplificadas. La reproducción parafraseada de citas y hallazgos científicos se realiza conscientemente cumpliendo con la ley de citas según § 51 UrhG y todas las disposiciones relevantes de derechos de autor de otros países. Al simplificar, transferir y posiblemente traducir contenido científico a un lenguaje generalmente comprensible, se pueden perder matices de significado y detalles técnicos. El autor no reclama derechos sobre las obras citadas y respeta todos los derechos de autor de los autores originales. Si se detecta un uso no autorizado, el autor solicita ser notificado para tomar las medidas apropiadas. Para fines académicos y cuando se utiliza como referencia científica, se recomienda expresamente consultar las fuentes originales. La presentación simplificada sirve exclusivamente para información científica popular.

La información contenida en este libro sobre nutrición, salud mental y función cerebral ha sido cuidadosamente investigada, pero no puede sustituir el asesoramiento médico o nutricional individual. Especialmente en el caso de enfermedades neurológicas existentes, trastornos mentales o sospechas de Alzheimer/demencia, es imprescindible una evaluación médica. Las estrategias nutricionales y las recomendaciones de nutrientes presentadas deben entenderse como medidas complementarias. Antes de realizar cambios en la dieta o de tomar suplementos nutricionales, se debe consultar a expertos en salud calificados. Esto es especialmente relevante en caso de enfermedades preexistentes, consumo de medicamentos o dietas especiales. A pesar del cuidadoso control de contenido, no se asume ninguna responsabilidad por los efectos de los cambios en la dieta o la ingesta de los nutrientes descritos. La efectividad puede variar de manera individual. Los conocimientos científicos en el ámbito de la neurología y la nutrición están en constante evolución. La información presentada aquí corresponde al estado del conocimiento en el momento de la impresión. Todos los estudios y fuentes utilizados están listados en la bibliografía. Las marcas y nombres comerciales de terceros son reconocidos como tales.

Bendis Saage

Nutrición Cerebral y Estilo de Vida: Guía para Optimizar la Salud Mental y Cognitiva

Estrategias prácticas para prevenir el alzhéimer y la demencia, mejorar la concentración y fortalecer la conexión entre cerebro y cuerpo

72 Fuentes
45 Diagramas
56 Imágenes
7 Ilustraciones

Queridos lectores,

les agradecemos de corazón que hayan elegido este libro. Con su elección, no solo nos han brindado su confianza, sino también parte de su valioso tiempo. Lo apreciamos mucho.

Lo que comemos influye directamente en nuestra capacidad mental y en la salud cerebral a largo plazo. Pero, ¿qué nutrientes necesita realmente nuestro cerebro? Este libro especializado fundamentado en la ciencia muestra las conexiones comprobadas entre la alimentación y el rendimiento cognitivo. Proporciona conocimientos prácticos sobre la óptima nutrición del cerebro y ofrece estrategias concretas para la prevención del Alzheimer y la demencia. Los lectores aprenderán cómo mejorar su concentración, aliviar los síntomas del TDAH y restaurar el equilibrio entre el cerebro y el cuerpo a través de una alimentación específica. Se consideran tanto los hallazgos neurocientíficos como aspectos holísticos como el ejercicio, el sueño y el entrenamiento mental. Una guía basada en la ciencia que explica de manera comprensible las complejas interrelaciones y ofrece soluciones prácticas para una mayor agilidad mental. Descubra ahora cómo puede apoyar de manera sostenible su capacidad mental a través de la alimentación adecuada.

Esta guía le proporciona información comprensible y práctica sobre un tema complejo. Gracias a herramientas digitales desarrolladas internamente que también utilizan redes neuronales, pudimos realizar investigaciones exhaustivas. El contenido se ha estructurado de manera óptima y desarrollado hasta la versión final para proporcionarle una visión general bien fundamentada y de fácil acceso. El resultado: obtiene una visión integral y se beneficia de explicaciones claras y ejemplos ilustrativos. El diseño visual también se ha optimizado mediante este método avanzado para que pueda captar y utilizar la información rápidamente.

Nos esforzamos por la máxima precisión, pero agradecemos cualquier indicación de posibles errores. Visite nuestro sitio web para encontrar las últimas correcciones y adiciones a este libro. Estas también se incorporarán en futuras ediciones.

¡Esperamos que disfrute leyendo y descubriendo cosas nuevas! Si tiene sugerencias, críticas o preguntas, esperamos sus comentarios. Solo mediante el intercambio activo con ustedes, los lectores, las futuras ediciones y obras podrán ser aún mejores. ¡Manténgase curioso!

Bendis Saage

Saage Media GmbH - Equipo

- www.SaageBooks.com/es
- support@saagemedia.com
- Spinnereistraße 7 - c/o SpinLab – The HHL Accelerator, 04179 Leipzig, Germany

Acceso rápido al conocimiento

Para garantizar una experiencia de lectura óptima, nos gustaría familiarizarle con las características principales de este libro:

- **Estructura Modular:** Cada capítulo es independiente y puede leerse sin depender de los demás.
- **Investigación Exhaustiva:** Todos los capítulos se basan en una investigación exhaustiva y están respaldados por referencias científicas. Los datos mostrados en los diagramas sirven para una mejor visualización y se basan en suposiciones, no en los datos proporcionados en las fuentes. Una lista completa de fuentes y créditos de imágenes se encuentra en el apéndice.
- **Terminología Clara:** Los términos técnicos subrayados se explican en el glosario.
- **Resúmenes de Capítulos:** Al final de cada capítulo, encontrará resúmenes concisos que le dan una visión general de los puntos clave.
- **Recomendaciones Concretas:** Cada subcapítulo concluye con una lista de consejos específicos para ayudarle a poner en práctica lo aprendido.

Materiales adicionales de bonificación en nuestro sitio web

En nuestro sitio web, planeamos poner a su disposición los siguientes materiales exclusivos:

- Contenido adicional y capítulos extra
- Un resumen general compacto
- Una versión de radioteatro. (En planificación)

El sitio web está actualmente en construcción.

www.SaageBooks.com/es/
nutricion_cerebral_y_estilo_de_vida-bonus-13TROQ

Índice

- 2. Ejercicio y aptitud mental
  - 2. 1 Entrenamiento de resistencia para la salud cerebral
    - Mejora del flujo sanguíneo
    - Suministro de oxígeno
    - Reducción del estrés mediante el ejercicio
  - 2. 2 Ejercicios de coordinación
    - Entrenamiento del equilibrio
    - Ejercicios de movilidad
    - Entrenamiento de la reacción
  - 2. 3 Técnicas de relajación
    - Ejercicios de respiración
    - Relajación muscular
    - Meditación

1. Nutrición óptima para el rendimiento cerebral

¿Sabía que nuestro cerebro consume aproximadamente el 20 por ciento de la energía total del cuerpo cada día? La alimentación adecuada determina en gran medida nuestra capacidad para pensar, aprender y concentrarnos. Mientras que ciertos alimentos pueden estimular los procesos de pensamiento, otros pueden frenar notablemente el rendimiento mental. La ciencia moderna ha descifrado con precisión qué nutrientes necesita nuestro cerebro para alcanzar su máximo rendimiento. En este capítulo, descubrirá cómo puede aprovechar al máximo su potencial cognitivo a través de estrategias nutricionales específicas.

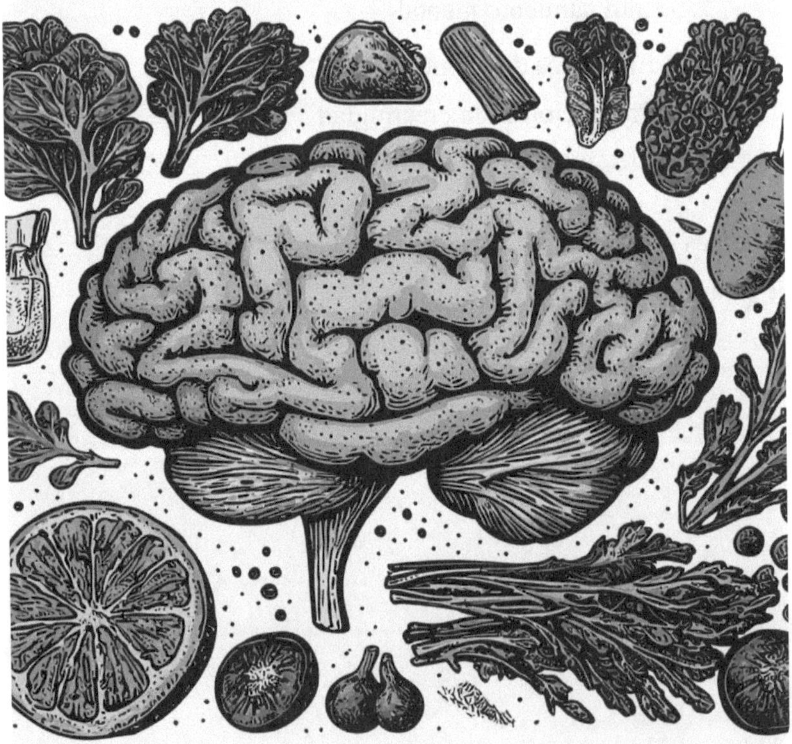

1. 1 Nutrientes para las funciones cognitivas

La capacidad cognitiva es esencial para el éxito y el bienestar, pero diversos factores pueden influir negativamente en ella. Los nutrientes juegan un papel crucial en la salud cerebral y las funciones cognitivas, desde la neurotransmisión hasta la plasticidad sináptica. Las deficiencias pueden disminuir el rendimiento y aumentar el riesgo de trastornos neurológicos y psicológicos. Descubra en este capítulo qué nutrientes necesita su cerebro para funcionar de manera óptima.

Para un funcionamiento cognitivo óptimo y una salud mental adecuada, es crucial una ingesta suficiente de nutrientes esenciales, especialmente ácidos grasos omega-3, vitaminas (vitaminas B, D, E) y minerales (hierro, zinc, yodo, magnesio), a través de una dieta equilibrada, especialmente en fases críticas de desarrollo.

Ácidos grasos esenciales y metabolismo cerebral

Los ácidos grasos son indispensables para el metabolismo cerebral y las funciones cognitivas. En particular, los ácidos grasos poliinsaturados de cadena larga (LC-PUFA), como el ácido docosahexaenoico (DHA) y el ácido eicosapentaenoico (EPA), influyen en los procesos neuronales. El DHA, el ácido graso omega-3 más común en el cerebro, mantiene la integridad de la membrana y la excitabilidad neuronal [s1]. Promueve la plasticidad sináptica – la capacidad del cerebro para adaptarse a nueva información – al aumentar la fluidez de las membranas sinápticas y estimular el uso de glucosa y la función mitocondrial [s1]. El EPA, también un ácido graso omega-3, modifica la neurotransmisión, reduce la neuroinflamación y promueve la supervivencia y la regeneración de neuronas [s2]. Los LC-PUFA también son necesarios para la neurogénesis, la fluidez de la membrana y la sinaptogénesis, y afectan los sistemas de neurotransmisores [s3]. Una ingesta adecuada de estos ácidos grasos durante el embarazo y la primera infancia es crucial para el desarrollo cognitivo y la migración neuronal [s3]. Una deficiencia puede tener efectos a largo plazo en el desarrollo del sistema visual y del córtex prefrontal, que es responsable de la atención y la impulsividad [s3] [s4]. El DHA juega un papel especial aquí, ya que influye significativamente en el desarrollo de estas áreas cerebrales [s4]. Un equilibrio adecuado entre el ácido linoleico (LA) y el ácido alfa-linolénico (ALA), ambos ácidos grasos esenciales, también es importante. Una relación demasiado alta de LA a ALA durante el embarazo puede estar asociada con un rendimiento cognitivo inferior en el niño [s4]. Para apoyar la salud cerebral, una dieta rica en ácidos grasos omega-3 y baja en grasas saturadas puede ser útil. El pescado, especialmente las variedades ricas en grasa como el salmón o la caballa, nueces y semillas como las semillas de chía o linaza, así como aceites vegetales como el aceite de linaza, son buenas fuentes de ácidos grasos omega-3. La combinación de DHA con ejercicio regular puede tener efectos sinérgicos en la plasticidad sináptica y la función cognitiva [s1]. Un paseo por el parque después de consumir un plato

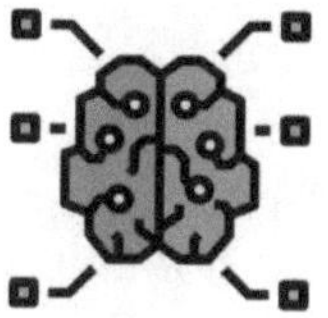

de salmón podría, por ejemplo, potenciar los efectos positivos de ambas medidas sobre la salud cerebral. Un alto contenido de grasas saturadas, por otro lado, puede afectar las bases moleculares de los procesos cognitivos y aumentar el riesgo de disfunciones neurológicas [s1]. Además, un consumo insuficiente de ácidos grasos omega-3 se ha asociado con un mayor riesgo de diversos trastornos mentales, incluidos trastornos por déficit de atención, dislexia, demencia, depresión y esquizofrenia [s1].

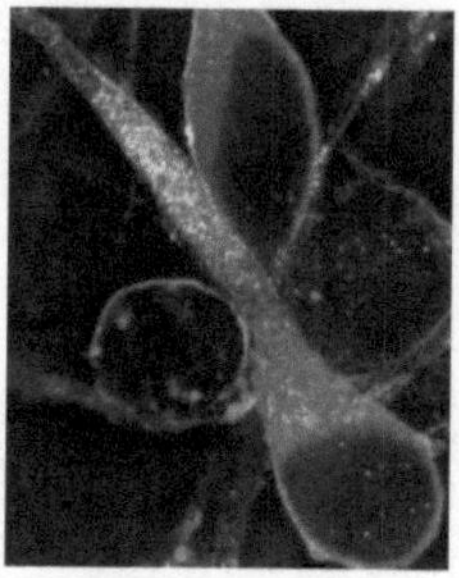

Migración neuronal [i1]

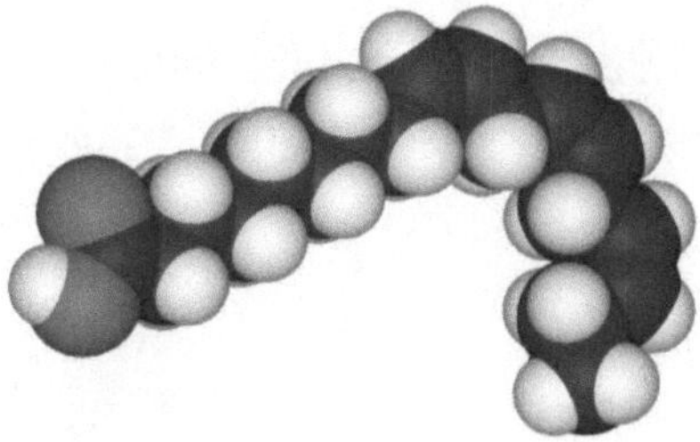

Ácido α-linolénico [i2]

Bueno saber

Córtex prefrontal

El córtex prefrontal es la parte más frontal del cerebro y juega un papel importante en funciones cognitivas superiores como la planificación, la toma de decisiones y la memoria de trabajo.

Procesos neuronales

Los procesos neuronales abarcan todos los procesos que contribuyen a la comunicación y el procesamiento de información en el sistema nervioso. Esto incluye la transmisión de impulsos nerviosos, la formación de nuevas conexiones entre células nerviosas y la adaptación a nueva información.

Migración neuronal

La migración neuronal describe el movimiento de las células nerviosas durante el desarrollo del cerebro hacia su ubicación final. Este proceso es crucial para la correcta formación de las estructuras cerebrales.

Plasticidad sináptica

La plasticidad sináptica describe la capacidad del cerebro para cambiar la fuerza de las conexiones entre las células nerviosas. Esta adaptabilidad es la base del aprendizaje y la memoria.

Ingesta de ácidos grasos esenciales para la función cognitiva

Ingesta diaria recomendada de AGE para la salud cerebral.

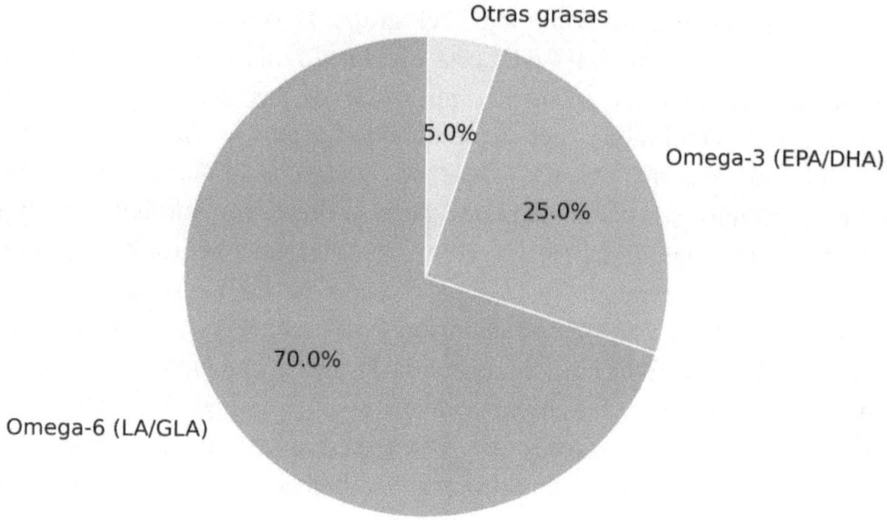

- O3: Omega-3 (EPA/DHA)
- O6: Omega-6 (LA/GLA)
- OA: Otras grasas

Mantener una ingesta equilibrada de ácidos grasos Omega-3 y Omega-6 es crucial para una función cerebral óptima. Si bien ambos son esenciales, la dieta moderna a menudo se inclina hacia un consumo excesivo de Omega-6. Este gráfico destaca la importancia de priorizar los alimentos ricos en Omega-3 y considerar la suplementación para lograr un equilibrio más saludable para mejorar el rendimiento cognitivo y el bienestar mental.

Vitaminas para procesos neuronales

Las vitaminas juegan un papel crucial en neuronalen_prozessen que influyen en nuestras habilidades cognitivas. Actúan como coenzimas y antioxidantes, apoyan la síntesis y el metabolismo de neurotransmisores y contribuyen a la producción de energía en las células nerviosas [s5] [s6]. En particular, las vitaminas del grupo B son esenciales para la salud cerebral. La vitamina B12 está involucrada en la mielinización, la formación de la capa protectora alrededor de las fibras nerviosas, y promueve el crecimiento del cerebro [s7]. La deficiencia de vitaminas B, especialmente B1, B6, B9 y B12, se asocia con la depresión, ya que estas vitaminas son fundamentales para la función neuronal [s8]. La vitamina D regula la producción de factores neurotróficos que promueven el crecimiento y la supervivencia de las neuronas e influye en los niveles de los neurotransmisores serotonina y dopamina en el cerebro [s8]. Un nivel bajo de vitamina D puede aumentar el riesgo de depresión y favorecer las discapacidades cognitivas [s7]. La vitamina E protege las células nerviosas del estrés oxidativo y puede mitigar las discapacidades cognitivas tras lesiones cerebrales, así como ralentizar el deterioro cognitivo relacionado con la edad [s9]. El colina, un nutriente similar a una vitamina, es importante para la integridad estructural de las membranas celulares y la mielinización. Los estudios sugieren que un suministro adecuado de colina mejora las funciones cognitivas [s9] [s10]. El ácido fólico también es esencial para la formación del sistema nervioso y la síntesis de ADN y ARN. La deficiencia de ácido fólico durante el embarazo puede causar graves defectos de nacimiento [s10]. Además de las vitaminas, los minerales como el hierro y el zinc son relevantes para el desarrollo y la función neuronal. El hierro es esencial para el transporte de oxígeno en el cerebro y una deficiencia puede llevar a discapacidades cognitivas [s7] [s10]. El zinc influye en el desarrollo motor, así como en la atención y la memoria a corto plazo [s10]. Para asegurar el

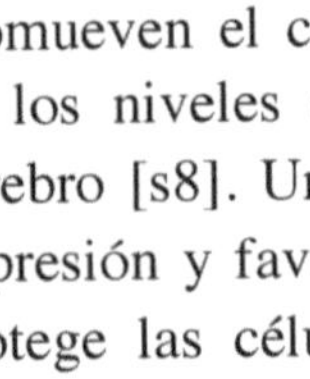

suministro de estos importantes micronutrientes, se recomienda una dieta equilibrada con una variedad de frutas, verduras, granos enteros, productos lácteos, nueces, semillas y carnes magras. Así, una comida con pan integral, requesón y una ensalada colorida puede apoyar el suministro de vitaminas B, vitamina D, hierro y zinc, contribuyendo así a una función cerebral óptima.

Bueno saber

Estrés oxidativo

El estrés oxidativo se produce por un desequilibrio entre los radicales libres y los antioxidantes en el cuerpo. Este estrés puede dañar las células cerebrales y llevar a discapacidades cognitivas. Nutrientes con propiedades antioxidantes, como la vitamina E, pueden ayudar a reducir este estrés.

Micronutrientes

Los micronutrientes como las vitaminas y los minerales son esenciales para la función cerebral, aunque se requieren en pequeñas cantidades. Juegan un papel en varios procesos que influyen en las habilidades cognitivas.

Neurotransmisores

Los neurotransmisores son mensajeros químicos que transmiten señales entre las células nerviosas, influyendo así en el estado de ánimo, la memoria, la concentración y otras funciones cognitivas. Nutrientes como las vitaminas B y la vitamina D juegan un papel en su síntesis y regulación.

Vitaminas importantes para las funciones cognitivas

Necesidad de vitaminas para la salud del cerebro

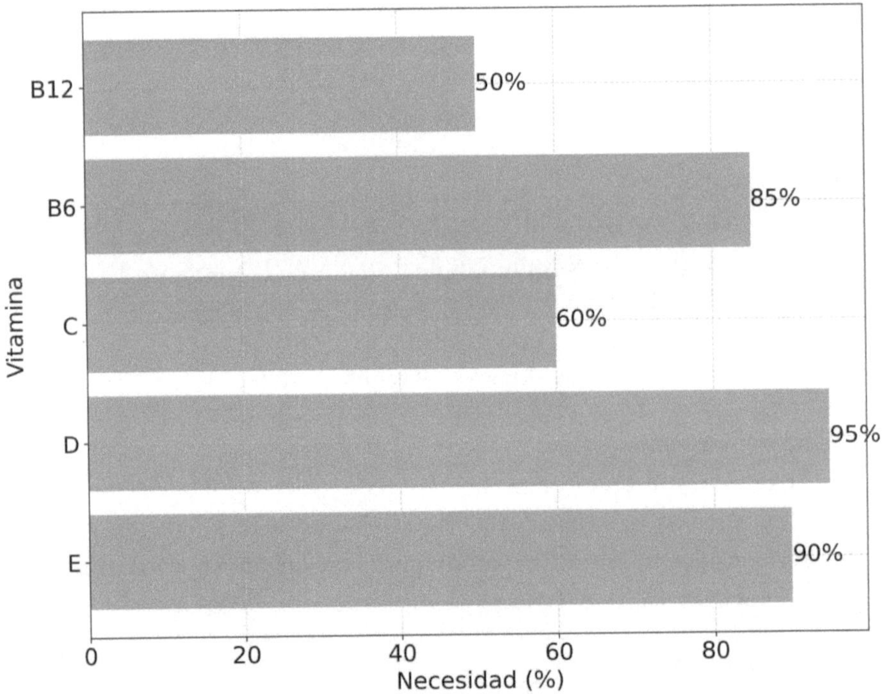

B12: Vitamina B12

B6: Vitamina B6

C: Vitamina C

D: Vitamina D

E: Vitamina E

Las vitaminas B6, B12 y D parecen ser especialmente importantes para las funciones cognitivas. Un suministro adecuado de estas vitaminas podría apoyar la salud del cerebro. Las vitaminas C y E también juegan un papel, pero aparentemente en menor medida.

Minerales y oligoelementos

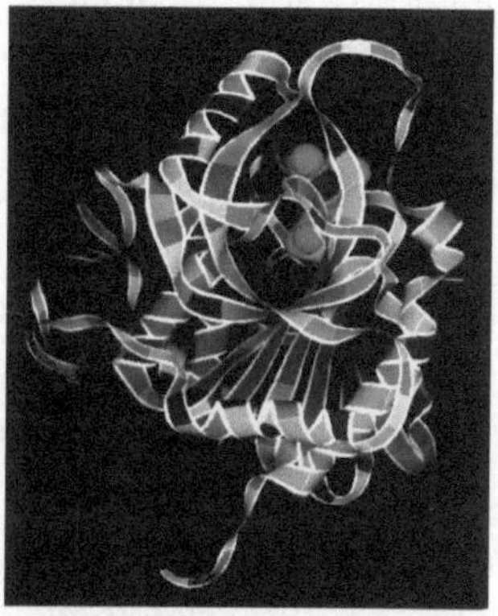

Enzima [i3]

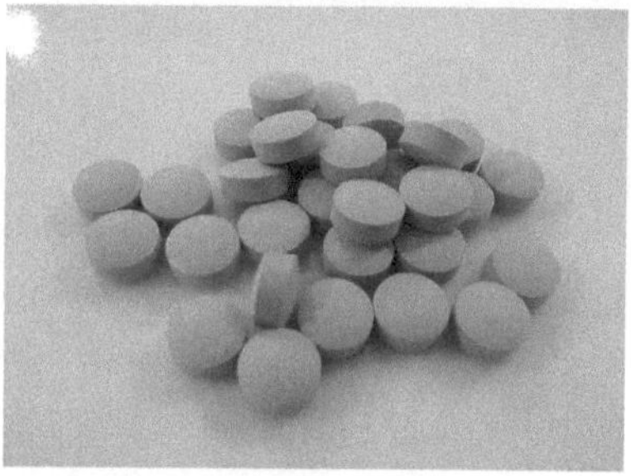

Suplementación [i4]

Los minerales y oligoelementos, aunque se necesitan en pequeñas cantidades, son esenciales para el funcionamiento óptimo del cerebro. Actúan como cofactores para las enzimas involucradas en la neurotransmisión y otros procesos neuronales. La deficiencia de ciertos minerales puede afectar significativamente las capacidades cognitivas. Por ejemplo, la falta de hierro, que es importante para el transporte de oxígeno en el cerebro, puede llevar a dificultades de concentración y a un rendimiento reducido [s11] [s12]. El zinc, por otro lado, influye en la transmisión de señales entre las células nerviosas y es relevante para los procesos de aprendizaje y la memoria [s11] [s12]. El yodo es esencial para las hormonas tiroideas, que a su vez regulan el desarrollo cerebral y las funciones cognitivas [s13]. La deficiencia de yodo, especialmente durante el embarazo y la infancia, puede causar daños neurológicos irreversibles [s13] [s14]. Otros minerales importantes para la salud cognitiva son:

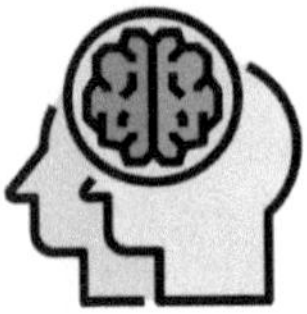

- Magnesio: regula la actividad nerviosa y contribuye a la reducción del estrés [s11]
- Cobre: participa en la formación de neurotransmisores y mielina [s11]
- Selenio: protege las células nerviosas del estrés oxidativo [s11] [s13]

Particularmente en fases críticas de desarrollo, como el embarazo y los primeros años de vida, es crucial asegurar un suministro adecuado de estos mikronaehrstoffen, ya que sientan las bases para un desarrollo cerebral saludable [s12] [s15] [s14]. Una dieta equilibrada, rica en productos integrales, legumbres, nueces, semillas y verduras de hoja verde, puede ayudar a satisfacer la necesidad de estos nutrientes importantes. Sin embargo, una suplementación específica debe realizarse solo después de consultar a un médico o nutricionista. Por ejemplo, el consumo de sal yodada o la inclusión de alimentos ricos en selenio, como las nueces de Brasil, puede contribuir significativamente a una adecuada ingesta y, por ende, promover la salud cognitiva.

Bueno saber

Cofactor

Los cofactores son moléculas que son esenciales para la función de las enzimas. Apoyan a las enzimas en la realización de reacciones bioquímicas en el cerebro que son importantes para los procesos cognitivos.

Mielina

La mielina es una sustancia rica en grasa que recubre y aísla las fibras nerviosas. Permite una rápida y eficiente transmisión de impulsos nerviosos, lo cual es esencial para las funciones cognitivas.

Neuronal

Neuronal se refiere a las células nerviosas y sus funciones. Los procesos neuronales son la base de todas las capacidades cognitivas.

Neurotransmisión

La neurotransmisión es la comunicación entre las células nerviosas a través de mensajeros químicos llamados neurotransmisores. Una neurotransmisión óptima es crucial para procesos de pensamiento claros, memoria y estado de ánimo.

Suplementación

La suplementación se refiere a la ingesta de suplementos dietéticos para satisfacer la necesidad de ciertos nutrientes. La suplementación puede ser útil si la ingesta de nutrientes a través de la dieta es insuficiente.

Minerales Clave para la Función Cognitiva

Impacto de los Minerales en la Salud Cerebral

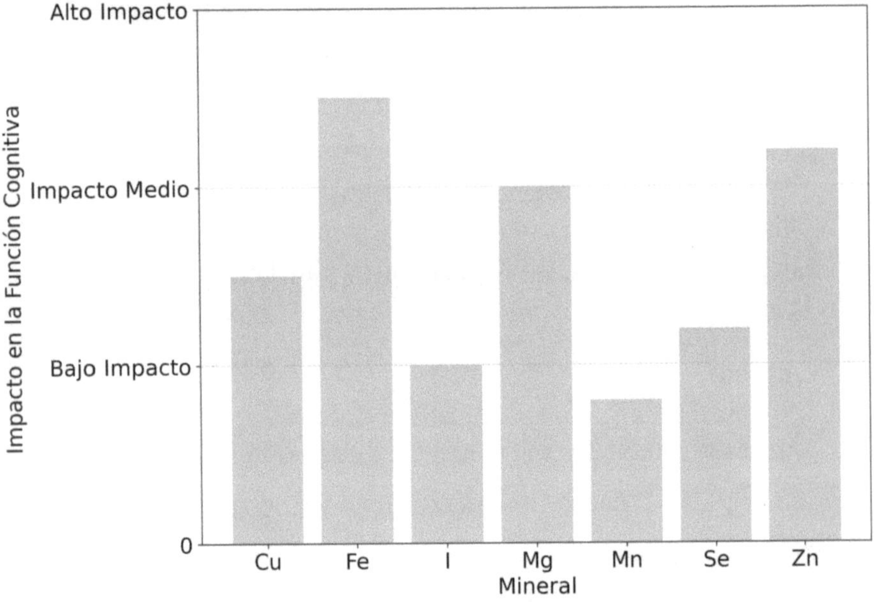

Cu: Cobre

Fe: Hierro

I: Yodo

Mg: Magnesio

Mn: Manganeso

Se: Selenio

Zn: Zinc

Este gráfico destaca la importancia relativa de varios minerales para apoyar una función cognitiva óptima. Si bien todos los minerales enumerados juegan un papel, el hierro y el zinc parecen particularmente cruciales, potencialmente debido a su participación en la síntesis de neurotransmisores y la protección neuronal. El magnesio también muestra un fuerte impacto, probablemente reflejando su contribución al manejo del estrés y la función nerviosa. Mantener niveles adecuados de estos minerales a través de una dieta equilibrada puede ser beneficioso para la salud cognitiva.

Consejos concretos

- Integra regularmente un puñado de nueces o nueces de Brasil en tu dieta.
- Varía tus fuentes de proteínas y prueba más a menudo lentejas o garbanzos en lugar de carne.
- Enriquece tu ensalada con semillas de girasol y calabaza para un impulso de zinc y magnesio.
- Bebe té verde matcha para apoyar la absorción de nutrientes gracias a su efecto antioxidante.
- Comienza tu día con un batido de arándano: los antocianos que contiene favorecen la memoria.
- Añade cúrcuma a tus platos al cocinar; el componente curcumina tiene propiedades antiinflamatorias y protege las células cerebrales.
- Sustituye el azúcar refinado por miel o jarabe de arce para evitar fluctuaciones en el azúcar en sangre y fomentar la concentración.
- Date el gusto de disfrutar regularmente una taza de cacao: los flavonoides favorecen la circulación cerebral.
- Experimenta con nuevas especias como romero o salvia, que pueden tener efectos positivos en el rendimiento cognitivo.
- Refina tus platos con algas para aumentar tu ingesta de yodo de manera natural.
- Incorpora técnicas de relajación como la meditación en tu rutina diaria para reducir el estrés y optimizar la absorción de nutrientes.
- Asegúrate de mantener una adecuada hidratación, idealmente con agua rica en minerales.
- Combina tus comidas conscientemente con actividad física para mejorar la utilización de nutrientes en el cerebro.

1. 2 Diseño de comidas para el rendimiento mental

El diseño adecuado de las comidas influye de manera significativa en nuestra capacidad mental. El momento, la frecuencia y la composición de las comidas afectan directamente funciones cognitivas como la memoria, la concentración y la atención. Una alimentación desequilibrada y las fluctuaciones en los niveles de azúcar en sangre pueden perjudicar estas funciones e incluso aumentar el riesgo de problemas psicológicos. Por lo tanto, una óptima provisión de nutrientes para el cerebro requiere una estrategia bien pensada. Descubra en este capítulo cómo estructurar sus comidas para maximizar su rendimiento mental y mejorar su bienestar psicológico.

Comidas regulares y equilibradas con carbohidratos no refinados, grasas saludables y suficiente proteína, distribuidas a lo largo del día y combinadas con ejercicio, fomentan el rendimiento mental y estabilizan el estado de ánimo a través de un equilibrio hormonal adecuado y el control del azúcar en sangre.

Distribución de la ingesta de alimentos

La distribución de la ingesta de alimentos a lo largo del día influye en el rendimiento mental. Estudios demuestran la importancia del desayuno para funciones cognitivas como la atención y la memoria [s16]. Una comida matutina mejora el suministro de energía al cerebro, especialmente en niños, cuyo metabolismo de la glucosa es mayor en comparación con los adultos [s17]. No solo el momento, sino también el tipo de alimentos consumidos afecta la salud mental. Carbohidratos no refinados y grasas saludables tienen un efecto positivo en la salud cognitiva, mientras que los carbohidratos refinados y las grasas saturadas están asociados con una función cognitiva reducida [s16]. La frecuencia de las comidas también influye en las reacciones psicológicas y comportamientos [s18]. Una dieta desequilibrada, rica en carbohidratos altamente procesados, puede aumentar el riesgo de depresión y agravar los síntomas existentes [s19]. El índice glucémico de los alimentos consumidos juega un papel en esto. Un alto índice glucémico provoca fluctuaciones en el azúcar en sangre, que pueden afectar negativamente el estado de ánimo [s19]. Por otro lado, una dieta equilibrada rica en micronutrientes puede tener efectos antiinflamatorios y aliviar los síntomas depresivos [s19]. Un ejemplo de esto es la dieta mediterránea, que promueve la diversidad de la flora intestinal y tiene un efecto positivo en la salud mental [s20]. Este efecto positivo se media a través de la producción de ácidos grasos de cadena corta (AGCC), que se estimula mediante el consumo de fibra y alimentos prebióticos [s20]. Los AGCC tienen un efecto neuroprotector y apoyan la comunicación entre el intestino y el cerebro. La integración de alimentos integrales en lugar de nutrientes aislados puede tener efectos sinérgicos en la flora intestinal y la salud mental [s20].

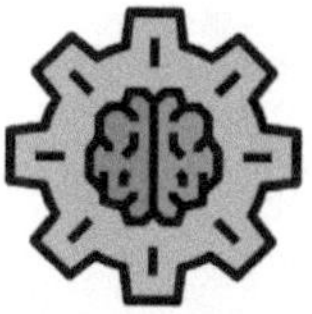

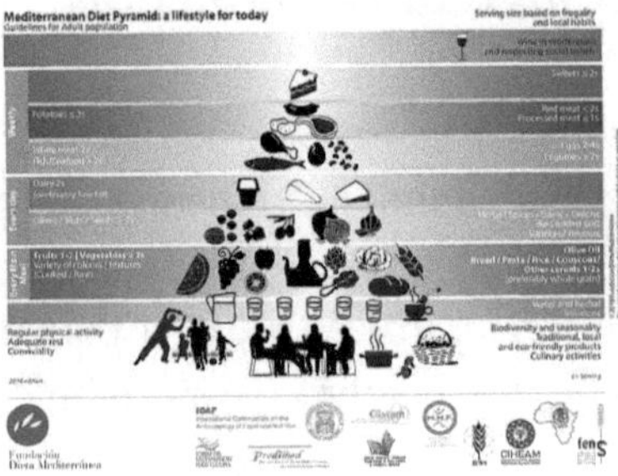

Dieta mediterránea [i5]

Bueno saber

Carbohidratos no refinados

Carbohidratos que se presentan en su forma natural, como granos enteros, frutas y verduras. Proporcionan energía al cerebro de manera lenta y continua, apoyando así el rendimiento mental.

Dieta mediterránea

Un estilo de alimentación rico en frutas, verduras, granos enteros, legumbres, nueces, aceite de oliva y pescado. Se asocia con una mejor función cognitiva y un menor riesgo de trastornos mentales.

Metabolismo de la glucosa

Describe el procesamiento de la glucosa (azúcar) en el cuerpo, que sirve como la principal fuente de energía para el cerebro. Un metabolismo de la glucosa estable es importante para funciones cognitivas óptimas.

Neuroprotector

Protector de las células nerviosas y del sistema nervioso. Una dieta neuroprotectora puede ayudar a proteger el cerebro de daños y mantener la función cognitiva.

Efectos sinérgicos

El efecto combinado de diferentes factores que es mayor que la suma de sus efectos individuales. En el contexto de la alimentación, esto significa que la combinación de diferentes nutrientes puede tener un efecto positivo más fuerte en la salud que los nutrientes individuales por sí solos.

Distribución óptima de comidas para la función cognitiva

Visualización de las proporciones ideales de comidas para la salud del cerebro.

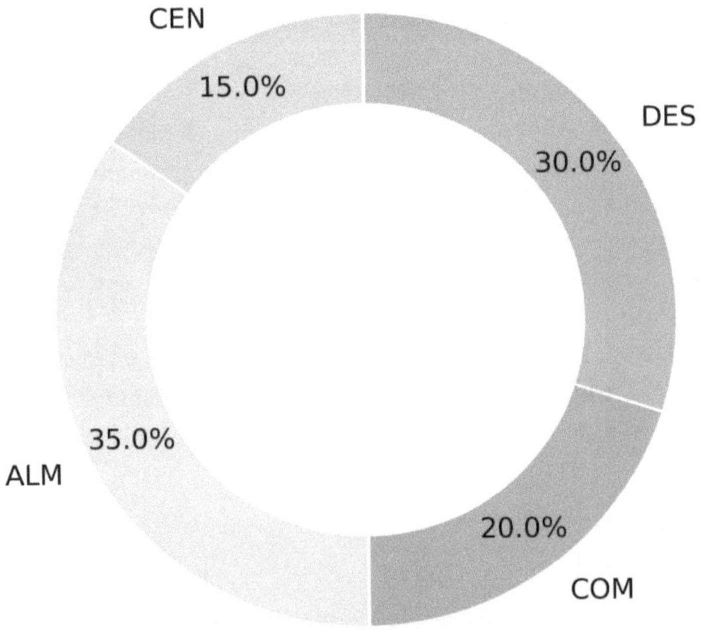

ALM: Almuerzo (35%)
CEN: Cena (20%)
COM: Comida (20%)
DES: Desayuno (30%)

Esta gráfica destaca la importancia de una nutrición equilibrada a lo largo del día para una función cognitiva óptima. Un desayuno sustancial alimenta el cerebro por la mañana, mientras que un almuerzo moderado mantiene los niveles de energía. Una cena más ligera previene la tensión digestiva durante el sueño, y los refrigerios programados estratégicamente previenen las caídas de energía y promueven una concentración sostenida.

Composición de comidas equilibradas

Las comidas equilibradas para una función cerebral óptima no solo consideran el momento y la frecuencia de la ingesta de alimentos, sino, sobre todo, la composición de los mismos. Un suministro óptimo de nutrientes al cerebro requiere el equilibrio adecuado de macronutrientes y mikronaehrstoffe. Los micronutrientes como las vitaminas del grupo B y el hierro juegan un papel importante en los procesos cognitivos. [s21] La falta de estos nutrientes puede llevar a deterioros en el rendimiento cognitivo. Además de los micronutrientes, los macronutrientes también influyen en la función cerebral. Una dieta rica en proteínas puede tener un efecto positivo en la memoria. [s21] Las proteínas proporcionan aminoácidos, que son los bloques de construcción de los neurotransmitter, que garantizan la comunicación entre las células nerviosas. Al mismo tiempo, una reducción de grasas, especialmente de ácidos grasos saturados, puede proteger contra deterioros cognitivos. [s21] El tipo de fuentes de grasa también juega un papel: mientras que el consumo de pescado, rico en ácidos grasos omega-3, se asocia con un menor riesgo de problemas cognitivos, el consumo de carne roja puede tener efectos negativos en la función cognitiva. [s21] Un plan de comidas con abundante pescado, aves, legumbres, frutas y verduras proporciona nutrientes valiosos y puede ser la base para un rendimiento mental saludable. Un menú así no solo proporciona las proteínas y micronutrientes necesarios, sino también fibra, que influye positivamente en la salud intestinal y, de manera indirecta, en la función cerebral a través del eje intestino-cerebro.

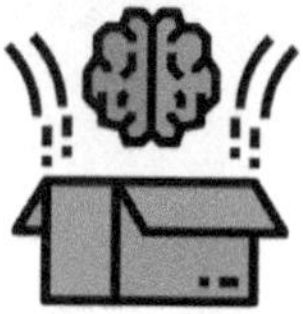

Bueno saber

Eje intestino-cerebro

Describe la compleja conexión entre el intestino y el cerebro. La salud intestinal puede influir en la función cerebral y la salud mental. La fibra promueve una flora intestinal saludable, que a su vez puede tener efectos positivos en el cerebro.

Macronutrientes

Son los nutrientes principales que el cuerpo necesita en mayores cantidades para obtener energía y mantener las funciones corporales. Incluyen carbohidratos, proteínas y grasas. El equilibrio adecuado de estos nutrientes es crucial para una función cerebral óptima y un rendimiento mental.

Comida equilibrada para la función cognitiva

Distribución de macronutrientes para una salud cerebral óptima.

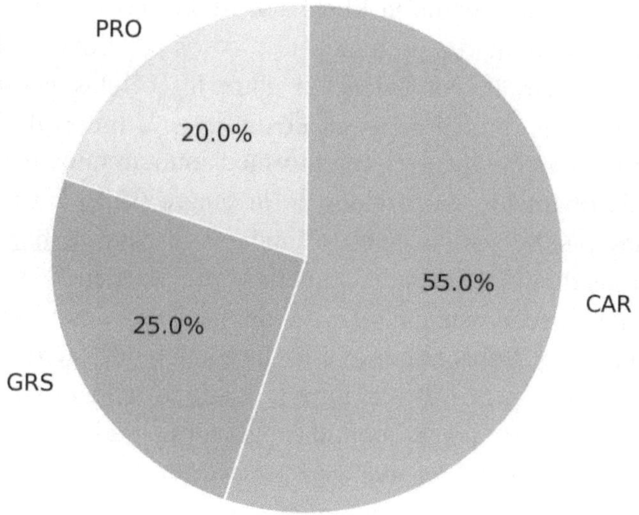

- CAR: Carbohidratos complejos (45-65%)
- GRS: Grasas saludables (20-35%)
- PRO: Proteína magra (20-30%)

Este gráfico destaca el equilibrio ideal de macronutrientes para apoyar la función cognitiva. Una porción significativa proviene de carbohidratos complejos, que proporcionan energía sostenida para el cerebro. Las grasas saludables son cruciales para la estructura y función del cerebro, mientras que las proteínas magras proporcionan los aminoácidos necesarios para la producción de neurotransmisores. Este equilibrio asegura niveles estables de azúcar en la sangre, promoviendo la concentración y previniendo la fatiga mental.

Momentos de la ingesta de alimentos

El momento adecuado de la ingesta de alimentos influye significativamente en nuestra capacidad mental y bienestar. Como se mencionó anteriormente, el desayuno juega un papel importante en las funciones cognitivas. Además, la ingesta de alimentos regula la liberación de hormonas como la insulina y el GLP-1, que a su vez promueven procesos cognitivos y la actividad sináptica, es decir, la comunicación entre las células nerviosas [s22]. Esta regulación hormonal actúa en dos niveles: a través de la conexión directa entre el estómago y el cerebro mediante circuitos neuronales y a través de la liberación de péptidos en la sangre [s22]. Un ritmo regular de comidas puede, por lo tanto, estabilizar la balance hormonal y así apoyar el rendimiento mental. Aquellos que no tienen apetito por la mañana aún pueden beneficiarse de un pequeño desayuno y sentirse más despiertos y concentrados a lo largo del día [s23]. También es relevante la distribución de la ingesta calórica a lo largo del día. En lugar de consumir pocas comidas grandes, varias porciones más pequeñas – idealmente con refrigerios ricos en nutrientes como nueces entre comidas [s23] – pueden evitar las fluctuaciones de azúcar en sangre y estabilizar así el rendimiento mental. Otro aspecto es la sincronización de las comidas. Por ejemplo, cenar temprano puede influir positivamente en la sensibilidad a la insulina y otros marcadores metabólicos, mientras que cenar tarde puede tener efectos opuestos [s24]. El ayuno intermitente, con variantes como la ingesta de alimentos restringida en el tiempo o el ayuno alterno, también ofrece oportunidades para optimizar la función cerebral mediante horarios de comida específicos [s24]. La combinación de nutrición y ejercicio refuerza los efectos positivos sobre la synaptische_plastizitaet y las funciones cognitivas [s22]. Un paseo después del almuerzo puede, por lo tanto, fomentar la agilidad mental.

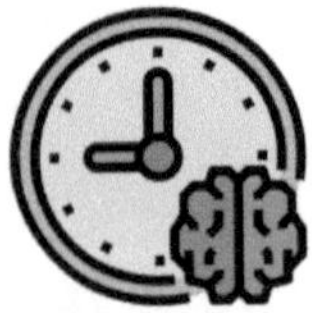

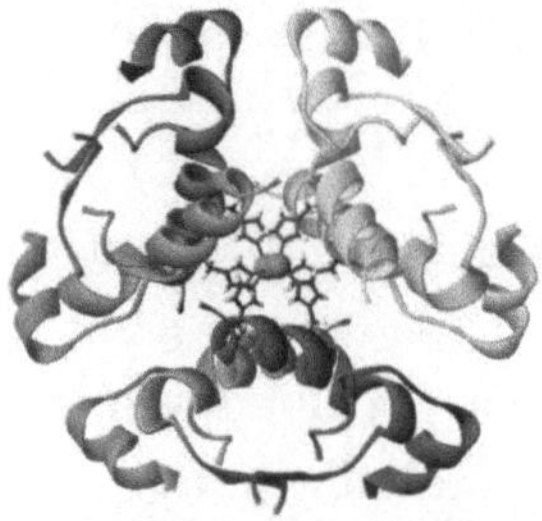

Insulina [i6]

Bueno saber

Ayuno intermitente

Un patrón de alimentación que se caracteriza por la alternancia entre fases de comida y ayuno. Existen diferentes métodos de ayuno intermitente que pueden influir positivamente en la función cognitiva y la salud cerebral.

Balance hormonal

El equilibrio de las hormonas en el cuerpo. Un balance hormonal equilibrado es importante para funciones cognitivas óptimas y bienestar emocional. La nutrición juega un papel crucial en la regulación del balance hormonal.

Cognitivo

Se refiere a las habilidades mentales como la percepción, el pensamiento, el aprendizaje y la memoria, que pueden ser influenciadas positivamente por una dieta equilibrada.

Fluctuaciones de azúcar en sangre

Variaciones en los niveles de azúcar en sangre que pueden afectar negativamente la concentración y el rendimiento cognitivo. Una dieta equilibrada puede ayudar a minimizar las fluctuaciones de azúcar en sangre.

Ingesta calórica

La cantidad de energía que se obtiene a través de los alimentos. La ingesta y distribución calórica adecuadas a lo largo del día son importantes para un rendimiento mental estable.

Impacto del horario de las comidas en el rendimiento mental

Correlación entre el horario de las comidas y la función cognitiva a lo largo del día.

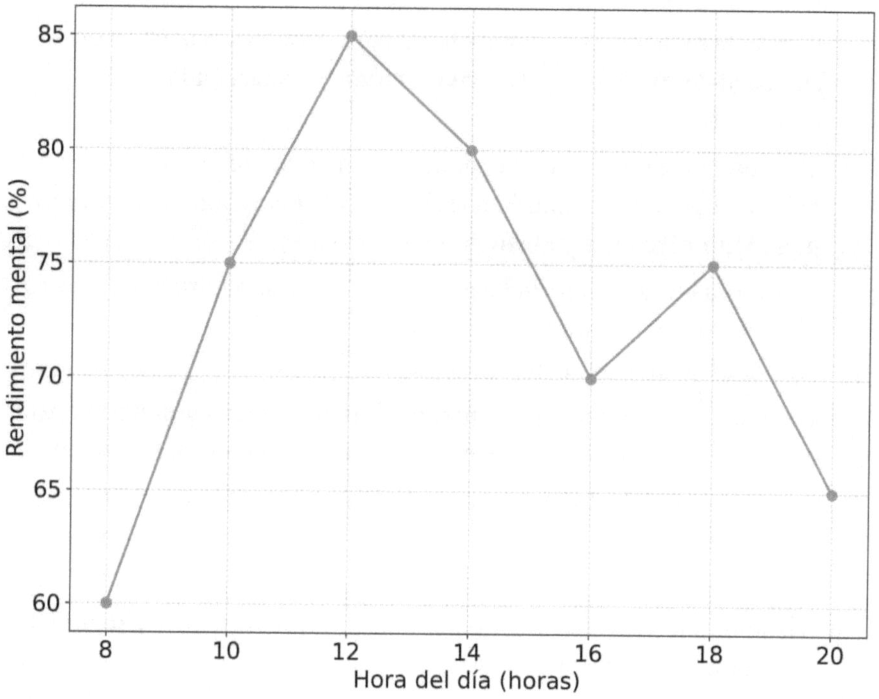

Este gráfico ilustra cómo las comidas programadas estratégicamente pueden influir positivamente en la claridad mental y los niveles de energía. Los niveles de energía constantes se mantienen evitando grandes picos y caídas. Los datos sugieren que las comidas más pequeñas y frecuentes ayudan a prevenir las caídas de energía y a mantener la concentración, mientras que una ingesta nutricional equilibrada apoya la función cerebral óptima. Se puede observar una disminución en el rendimiento cognitivo más tarde en el día, posiblemente influenciada por factores más allá del horario de las comidas.

Consejos concretos

- Planifica tus comidas con antelación para evitar decisiones impulsivas y poco saludables, y mantener constante tu rendimiento mental.
- Establece un 'almacén de emergencia' con snacks saludables como frutos secos o frutas deshidratadas para prevenir antojos.
- Come de manera consciente y lenta para percibir las señales de saciedad de tu cuerpo y así evitar antojos y caídas en la concentración.
- Concéntrate exclusivamente en tu comida durante las comidas y evita distracciones como la televisión o el smartphone para promover una mejor digestión y absorción de nutrientes.
- Incorpora alimentos fermentados como chucrut o kimchi en tu dieta para fortalecer tu salud intestinal y, de este modo, apoyar indirectamente tu función cerebral.
- Cocina grandes cantidades durante el fin de semana y porciona para ahorrar tiempo durante la semana y seguir comiendo saludablemente.
- Intercambia ideas sobre recetas saludables y consejos de nutrición con amigos o familiares para motivarse mutuamente y recopilar nuevas ideas.
- Visita un mercado local para comprar productos frescos y regionales y hacer tus comidas más variadas.
- Dedica tiempo a la preparación de tus comidas y considera la cocina como una forma de atención plena que influye positivamente en tu salud mental.
- Crea un ambiente agradable para comer con una atmósfera relajada para favorecer la digestión y disfrutar más de la comida.
- Reflexiona regularmente sobre tus hábitos alimenticios y ajústalos si es necesario para optimizar continuamente tu rendimiento mental.

1. 3 Alimentos que promueven la concentración

Dificultades de concentración y disminución del rendimiento afectan la vida cotidiana y limitan el desarrollo personal. La alimentación adecuada proporciona al cerebro los nutrientes necesarios para un rendimiento óptimo y puede contribuir a una mayor concentración y claridad mental. Desde picos de energía a corto plazo debido al azúcar hasta una concentración duradera gracias a la combinación correcta de nutrientes, la forma de alimentarse juega un papel decisivo. Este apartado destaca la relación entre la alimentación y la concentración y muestra cómo ciertos alimentos apoyan la función cerebral. Descubra cómo puede aumentar de manera sostenible su capacidad cognitiva mediante una selección específica de alimentos.

Para una concentración óptima y un rendimiento cerebral, es crucial un equilibrio adecuado de micronutrientes, ya que diversas vitaminas, minerales y oligoelementos interactúan sinérgicamente para garantizar la producción de energía, la función de los neurotransmisores y la protección contra el estrés oxidativo.

Proveedores de energía naturales

Los proveedores de energía naturales juegan un papel crucial en la capacidad de concentración y el bienestar general. En lugar de depender de picos de energía a corto plazo a través de carbohidratos altamente procesados, que pueden llevar a fluctuaciones de azúcar en sangre y, en última instancia, a una caída de energía [s25], se recomienda centrarse en alimentos que proporcionen energía sostenible al cuerpo. Los ácidos grasos omega-3, que se encuentran en pescados grasos como el salmón o la caballa, apoyan los procesos cognitivos y la función de las sinapsis, los puntos de conexión entre las células nerviosas [s26]. En contraste, las grasas saturadas pueden afectar negativamente el procesamiento cognitivo [s26]. Los antioxidantes, que se encuentran, por ejemplo, en las bayas y el curcumina, protegen las células del estrés oxidativo y contribuyen a la synaptischen_plastizitaet, lo que mejora la adaptabilidad del cerebro [s26]. Una ingesta adecuada de vitaminas, especialmente las del grupo B, también es importante para el rendimiento de la memoria y la salud cognitiva [s26]. Las vitaminas B están involucradas en numerosos procesos metabólicos que sirven para la producción de energía [s27]. De manera similar, la vitamina C, el hierro y el magnesio también contribuyen a la producción de energía, y una deficiencia puede llevar a la fatiga y a deterioros cognitivos [s27]. Por lo tanto, un equilibrio de micronutrientes es esencial para una función cognitiva óptima. Las fibras, que se encuentran en productos integrales, frutas y verduras, promueven un microbioma intestinal saludable [s25].

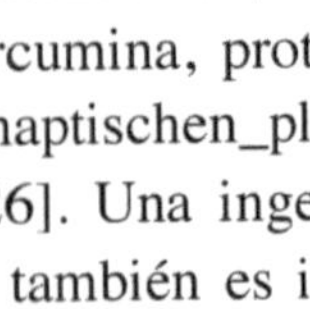

Este, a su vez, produce metabolitos antiinflamatorios que pueden tener un efecto positivo en la salud mental [s25]. Una dieta rica en alimentos no procesados como frutas, verduras, legumbres, granos enteros, nueces, semillas y pescado proporciona al cuerpo los nutrientes necesarios para un suministro de energía sostenido y concentración [s28]. Un almuerzo con pan integral, ensalada y pescado a la parrilla, por ejemplo, proporciona energía duradera y apoya la concentración por la tarde. Evite bebidas y bocadillos con alto contenido de azúcar, ya que aunque proporcionan un rápido impulso de energía, generalmente conducen a una caída igualmente rápida en los niveles de azúcar en sangre, lo que a su vez provoca fatiga y dificultades de concentración.

Bueno saber

Equilibrio de micronutrientes

El equilibrio de micronutrientes se refiere al suministro del cuerpo con vitaminas y minerales que se necesitan en pequeñas cantidades, pero que son esenciales para diversas funciones corporales, incluida la función cognitiva. Un equilibrio de micronutrientes adecuado apoya la función óptima del cerebro.

Metabolitos

Los metabolitos son productos intermedios o finales del metabolismo. Ciertos metabolitos producidos por el microbioma intestinal pueden reducir la inflamación en el cuerpo y, por lo tanto, influir positivamente en la función cognitiva.

Microbioma intestinal

El microbioma intestinal, también conocido como flora intestinal, abarca la totalidad de los microorganismos que viven en el intestino. Un microbioma intestinal saludable juega un papel importante en la salud física y mental, ya que influye, entre otras cosas, en la producción de neurotransmisores y sustancias antiinflamatorias que apoyan la función cerebral y la capacidad de concentración.

Alimentos que estimulan el cerebro: Niveles de energía y concentración

Impacto energético de varios alimentos en la concentración

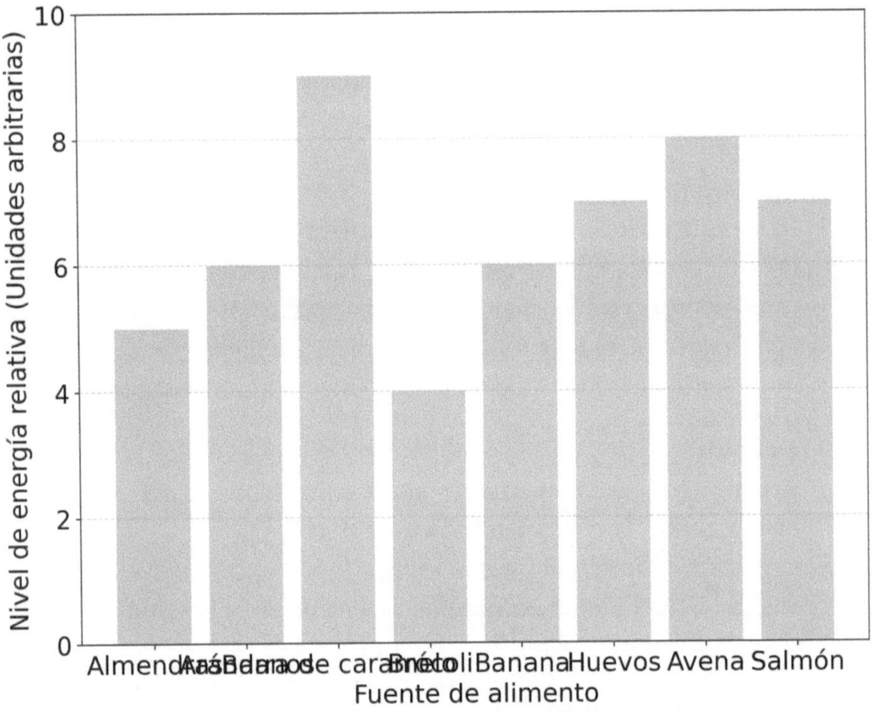

Alm: Almendras

Aven: Avena

Barra: Barra de caramelo

Hvos: Huevos

Arán: Arándanos

Bana: Banana

Bróc: Brócoli

Salm: Salmón

Los carbohidratos complejos ofrecen una liberación de energía sostenida, lo que ayuda a la concentración durante períodos más largos. Los azúcares simples proporcionan un impulso rápido, pero son seguidos por una posible caída de energía. Incluir grasas saludables contribuye a la salud y función general del cerebro, pero su impacto inmediato en la energía es menos pronunciado.

Alimentos que apoyan la memoria

Subcapítulo: Alimentos que apoyan la memoria El rendimiento de la memoria y la concentración están estrechamente relacionados. Una ingesta específica de nutrientes puede influir positivamente en la capacidad de recordar. Los estudios muestran que una dieta basada en mediterránea y en principios DASH promueve la salud cognitiva [s29]. Estas dietas se caracterizan por un alto contenido de frutas, verduras, granos enteros, legumbres, nueces y aceite de oliva [s30]. Además, el consumo regular de verduras de hoja verde como espinacas o col rizada ralentiza el deterioro cognitivo [s29]. Un desayuno con muesli integral, frutas y nueces puede apoyar el rendimiento de la memoria y la concentración a lo largo del día [s30]. Los ácidos grasos omega-3, especialmente EPA y DHA, son esenciales para la función cerebral y poseen propiedades antiinflamatorias [s31]. Pescados grasos como el salmón, la caballa o el arenque son ricos en estos ácidos grasos. Por otro lado, un déficit de ácidos grasos omega-3 se asocia con un mayor riesgo de diversos trastornos mentales [s32]. Se debe buscar un equilibrio entre los ácidos grasos omega-3 y omega-6, ya que un exceso de omega-6 puede tener efectos negativos en la salud mental, como un mayor riesgo de depresión o TDAH [s33]. La salud intestinal también influye en la función cognitiva. Alimentos fermentados como el yogur, el chucrut o el kimchi, así como alimentos prebióticos como cebollas, ajo o plátanos, promueven un darmmikrobiom saludable [s33]. Este produce, entre otras cosas, ácidos grasos de cadena corta, que pueden influir positivamente en la función cerebral [s34]. Una dieta mediterránea fomenta la diversidad de las bacterias intestinales y se asocia con efectos positivos en la salud mental [s34]. La ingesta adecuada de mikronaehrstoffen también es relevante para el rendimiento de la memoria. El folato, una vitamina B, puede contrarrestar las deficiencias cognitivas en la vejez e incluso potenciar el efecto de los antidepresivos [s32]. Las vitaminas B se

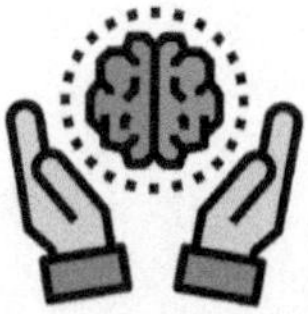

encuentran en granos enteros, legumbres y verduras de hoja verde. Una combinación de una dieta saludable y ejercicio regular puede tener efectos sinérgicos en la synaptische y las habilidades cognitivas [s32]. Un paseo después del almuerzo puede fomentar la concentración y la memoria.

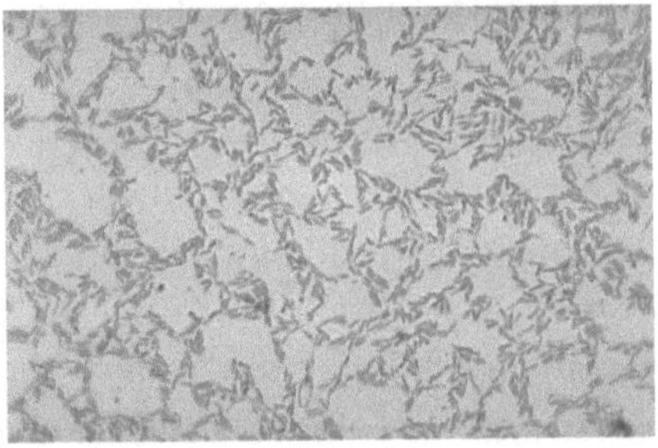

microbiota intestinal [i7]

Bueno saber

Alimentos prebióticos

Los alimentos prebióticos contienen fibras no digeribles que sirven como alimento para las bacterias beneficiosas en el intestino, promoviendo así un microbioma intestinal saludable.

Dieta mediterránea

La dieta mediterránea, rica en frutas, verduras, aceite de oliva y pescado, puede reducir el riesgo de deficiencias cognitivas y mejorar el rendimiento de la memoria al promover la circulación cerebral y contrarrestar el estrés oxidativo.

Principios DASH

La dieta DASH (Enfoques Dietéticos para Detener la Hipertensión) es rica en frutas, verduras, granos enteros y productos lácteos bajos en grasa. Puede apoyar la función cognitiva al regular la presión arterial y mejorar la salud vascular, optimizando así la circulación cerebral.

Propiedades antiinflamatorias

Las propiedades antiinflamatorias se refieren a la capacidad de una sustancia para reducir la inflamación en el cuerpo. Las inflamaciones crónicas en el cerebro se asocian con deficiencias cognitivas.

Mejora del rendimiento de la memoria

Comparación de los efectos de los alimentos

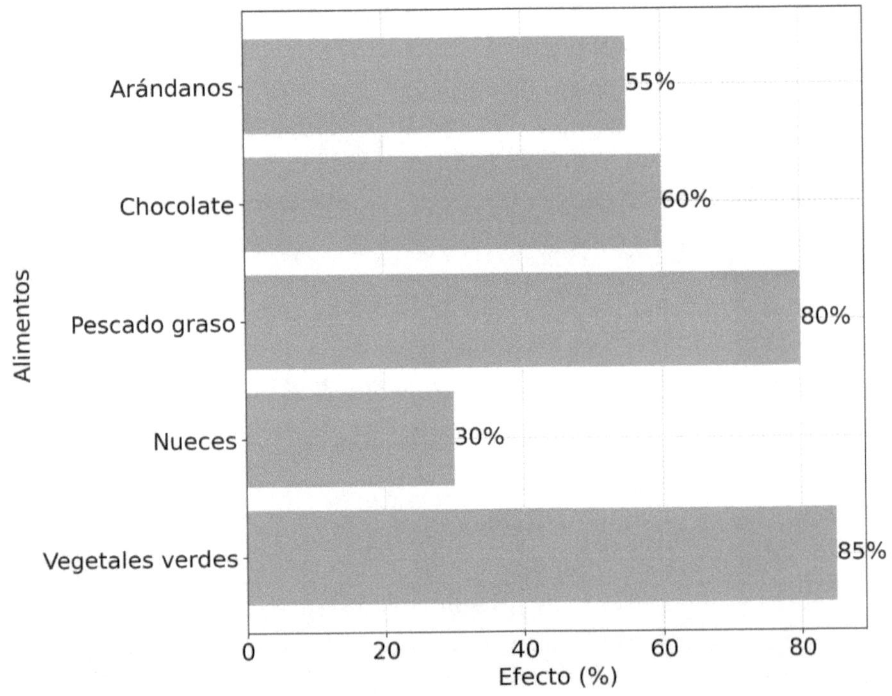

ARA: Arándanos

CHO: Chocolate

NUEZ: Nueces

PES: Pescado graso

VER: Vegetales verdes

Los arándanos y el pescado graso muestran el efecto positivo más fuerte sobre el rendimiento de la memoria. Las nueces y las verduras verdes están en el rango medio. El chocolate muestra un efecto menor, pero aún positivo.

Alimentación que mejora el estado de ánimo

La alimentación que mejora el estado de ánimo afecta directamente nuestro estado emocional al influir en los procesos bioquímicos del cerebro. La llamada dieta MIND, una combinación de la dieta mediterránea y la dieta DASH, se considera especialmente beneficiosa para la salud cognitiva y, por ende, para el bienestar emocional [s35]. Incluye abundantes frutas, verduras, granos enteros, legumbres, nueces y aceite de oliva, que son ricos en vitaminas, minerales y antioxidantes. Pequeños ajustes en la dieta, como consumir pescado una o dos veces por semana, pueden tener efectos positivos en el estado de ánimo [s35]. Una dieta equilibrada rica en frutas y verduras no solo proporciona vitaminas y minerales esenciales, sino también fitoquímicos secundarios como flavonoides, que pueden reducir el riesgo de depresión y mejorar las funciones cognitivas [s36]. Los granos enteros aportan carbohidratos complejos que aseguran un suministro constante de energía y contrarrestan las fluctuaciones de azúcar en sangre que pueden provocar cambios de humor [s37]. En cambio, los carbohidratos altamente procesados pueden aumentar el riesgo de depresión [s37]. El aminoácido triptófano, presente en alimentos ricos en proteínas, juega un papel crucial en la formación de serotonina, un neurotransmisor que es importante para la regulación del estado de ánimo y la cognición [s38]. Una deficiencia de triptófano puede llevar a una producción reducida de serotonina y, por ende, afectar negativamente el estado de ánimo. Los alimentos ricos en triptófano incluyen, por ejemplo, aves, huevos, nueces y semillas. Una alimentación saludable también tiene un efecto positivo en la salud intestinal [s39]. Un darmmikrobiom saludable produce importantes metabolite que pueden influir en la función cerebral y el estado de ánimo [s40]. Una dieta rica en fibra con granos enteros, frutas y verduras promueve la diversidad de las bacterias intestinales y, por lo tanto, apoya la salud mental [s40]. La ingesta de un suplemento diario puede mejorar la memoria y la cognición en adultos mayores, aunque la evidencia es variable [s39]. Es importante consultar a un médico antes de tomar suplementos para descartar posibles interacciones con medicamentos o condiciones preexistentes. Una dieta equilibrada siempre debe ser la base para una buena salud mental y física. Un balance adecuado de micronutrientes también juega un papel en el equilibrio emocional [s41]. En particular, las vitaminas del grupo B, la vitamina C, el hierro y el magnesio son importantes para la producción de energía y la función nerviosa. Una deficiencia puede llevar a fatiga, dificultades de concentración y cambios de humor [s41]. En resumen, una alimentación que mejora el estado de ánimo se basa en una variedad de nutrientes y alimentos que interactúan sinérgicamente para apoyar los procesos bioquímicos en el cerebro y promover el bienestar emocional. Un plan de alimentación equilibrado que incluya abundantes frutas y verduras, granos enteros, proteínas magras, grasas saludables y una adecuada ingesta de líquidos forma la base para un estado de ánimo estable y un rendimiento cognitivo óptimo.

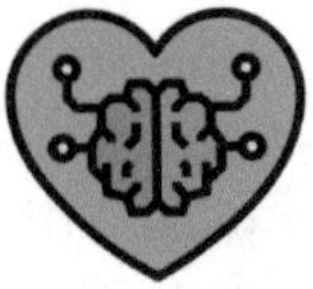

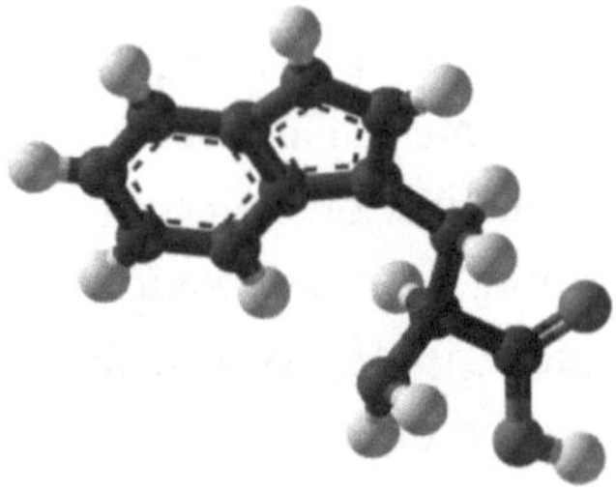

Triptófano [i8]

Bueno saber

Antioxidantes

Los antioxidantes protegen las células de daños causados por radicales libres. Pueden ayudar a mantener la salud cerebral y reducir el riesgo de deterioro cognitivo.

Balance de micronutrientes

El balance de micronutrientes se refiere al suministro del cuerpo con vitaminas y minerales esenciales. Un balance adecuado de micronutrientes es importante para funciones cerebrales óptimas y la salud general.

Flavonoides

Los flavonoides son fitoquímicos secundarios que se encuentran en frutas y verduras y tienen propiedades antioxidantes y antiinflamatorias. Pueden promover la salud cerebral al mejorar la circulación y proteger las células nerviosas.

Neurotransmisores

Los neurotransmisores son mensajeros químicos que transmiten señales entre las células nerviosas en el cerebro. Juegan un papel crucial en diversas funciones cerebrales, incluyendo el estado de ánimo, la concentración y la memoria.

Triptófano

El triptófano es un aminoácido esencial que el cuerpo necesita para producir serotonina. Consumir alimentos ricos en triptófano puede apoyar la producción de serotonina en el cerebro.

Alimentos que mejoran el estado de ánimo para la concentración

Impacto de los nutrientes en el estado de ánimo y la concentración, categorizados por densidad de nutrientes y beneficio cognitivo.

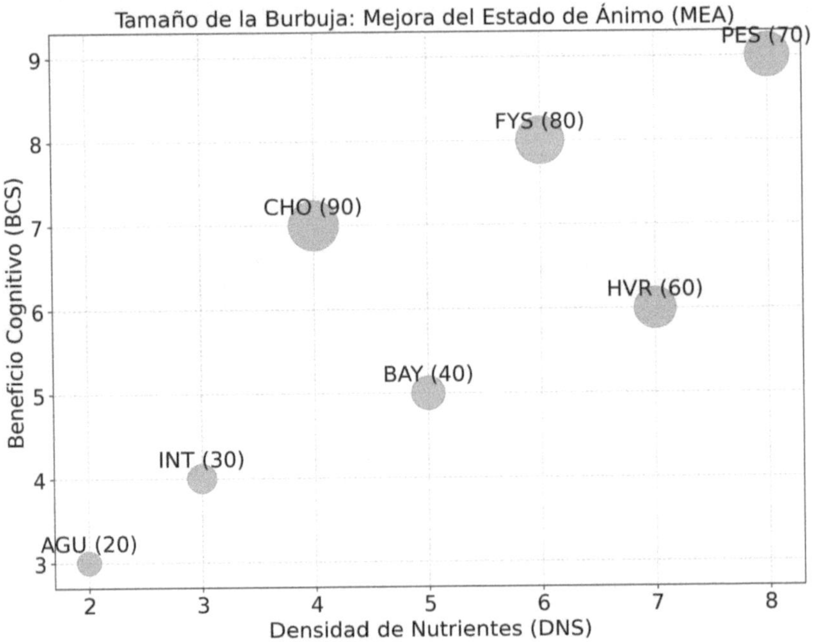

Blasengröße: Mejora del Estado de Ánimo (MEA)

AGU: Aguacate	BAY: Bayas (Arándanos, Fresas)
CHO: Chocolate Negro	FYS: Frutos Secos y Semillas
HVR: Hojas Verdes (Espinaca, Col Rizada)	INT: Integrales
PES: Pescado Graso (Salmón, Atún)	

Los alimentos ricos en Omega-3 y vitaminas B muestran una fuerte correlación con la mejora del enfoque y el estado de ánimo. Si bien algunos alimentos que mejoran el estado de ánimo pueden tener un mayor contenido de azúcar, su beneficio cognitivo general sugiere que pueden ser parte de una dieta equilibrada. Priorizar opciones ricas en nutrientes como las verduras de hoja verde y los pescados grasos puede ofrecer el mayor beneficio combinado para el estado de ánimo y la concentración.

Consejos concretos

- Cree su propio 'muesli cerebral' con avena, nueces, semillas y bayas secas para un comienzo óptimo del día.
- Beba de vez en cuando un jugo de remolacha casero; los nitratos que contiene pueden favorecer la circulación sanguínea en el cerebro.
- Añada un toque de jengibre fresco a sus platos; los compuestos picantes pueden estimular la concentración y la memoria.
- Incorpore regularmente aguacate en su dieta; los ácidos grasos monoinsaturados que contiene son importantes para la salud cerebral.
- Prepárese un batido verde con espinacas, plátano y semillas de lino: una bomba de nutrientes para su cerebro.
- Por la noche, coma un puñado de anacardos; contienen magnesio, que contribuye a la relajación y a un sueño reparador.
- Beba una infusión de hojas de salvia antes de una fase de trabajo concentrado; esto puede promover la claridad mental.
- Disfrute de una ensalada colorida al mediodía con diferentes tipos de verduras y un aceite de alta calidad; la variedad de nutrientes apoya el rendimiento cerebral.
- Varíe su selección de frutas según la temporada para beneficiarse de la diversidad de nutrientes.
- Experimente con la preparación de platos que incluyan diferentes tipos de setas; contienen valiosos polisacáridos que pueden apoyar la función cerebral.
- Déjese inspirar por la cocina mediterránea al cocinar; ofrece una abundancia de alimentos saludables para el cerebro.

Revisión - 1. Nutrición óptima para el rendimiento cerebral

¿Desea aumentar su rendimiento cerebral de manera natural? Una alimentación optimizada le ofrece un enorme potencial para ello. La selección y combinación adecuadas de nutrientes pueden influir positivamente en su concentración, memoria e incluso en su estado de ánimo. No se trata de cambios radicales, sino de ajustes sostenibles en su dieta que se integren sin problemas en su vida diaria.

Comience con lo fundamental: asegúrese de consumir suficientes ácidos grasos esenciales, especialmente omega-3. Los encontrará en abundancia en pescados grasos como el salmón y la caballa, así como en fuentes vegetales como las semillas de lino y las nueces. Los ácidos grasos omega-3 son esenciales para la estructura y función de sus células cerebrales y contribuyen a una mejor transmisión de señales. Complementelos con una colorida variedad de frutas y verduras ricas en vitaminas y minerales. En particular, las vitaminas del grupo B, la vitamina D, el hierro y el zinc juegan un papel importante en los procesos cognitivos. Incorpore productos integrales para una ingesta de energía lenta y constante, que prevenga los antojos y las fluctuaciones en la concentración.

Además de la selección de alimentos, la distribución de sus comidas a lo largo del día es crucial. Comience con un desayuno equilibrado que proporcione a su cerebro la energía necesaria para el día. Aunque no tenga mucho apetito por la mañana, una pequeña comida, como un yogur con frutas y nueces, puede aumentar su concentración y rendimiento. Distribuya su ingesta calórica a lo largo del día en varias comidas más pequeñas y refrigerios saludables para evitar fluctuaciones en el azúcar en sangre y mantener su nivel de energía constante. Experimente con diferentes ritmos de comidas y descubra qué se adapta mejor a su estilo de vida y necesidades. También tenga en cuenta el eje intestino-cerebro: una dieta rica en fibra con alimentos prebióticos como cebollas y ajo promueve un microbioma intestinal saludable, que a su vez influye positivamente en su salud mental.

Implementar una dieta optimizada para el rendimiento cerebral puede ser un desafío en la vida cotidiana. Por lo tanto, comience con pequeños pasos realistas. Por ejemplo, cambie las bebidas azucaradas por agua o té sin endulzar e integre un día de pescado en su dieta una vez a la semana. Prepare sus comidas y refrigerios con anticipación para no recurrir a alternativas poco saludables en momentos de estrés. Sea paciente consigo mismo y celebre sus logros. Una alimentación saludable es un maratón, no una carrera de velocidad.

Con una alimentación consciente, invierte a largo plazo en su salud cognitiva y bienestar. Notará que su concentración mejora, su memoria se vuelve más eficiente y en general experimenta más energía y claridad mental. Aproveche el poder de la nutrición para desarrollar su máximo potencial y alcanzar sus objetivos con enfoque y energía.

2. Ejercicio y aptitud mental

¿Alguna vez se ha preguntado por qué, después de un paseo por la naturaleza, de repente la solución a un problema complejo se presenta con total claridad? La conexión entre la actividad física y el rendimiento mental no es una casualidad, sino que se basa en fascinantes procesos neurobiológicos. La investigación moderna muestra que el ejercicio regular no solo oxigena el cerebro, sino que también estimula la formación de nuevas células nerviosas. Desde formas de movimiento suaves hasta exigentes ejercicios de coordinación, cada tipo de actividad física deja su huella en nuestro órgano pensante. Descubramos juntos cómo puede optimizar su agilidad mental a través de un movimiento específico.

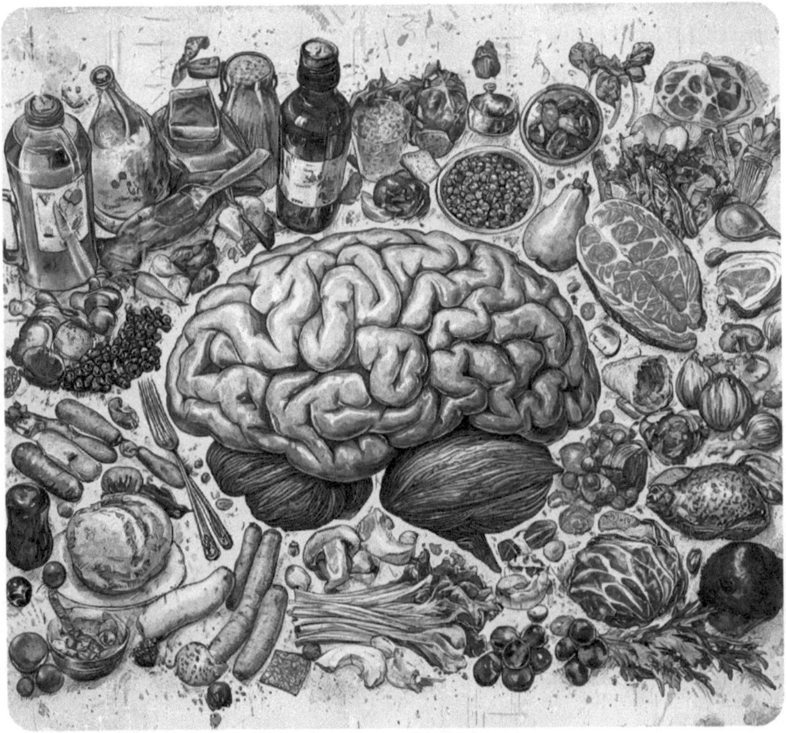

2. 1 Entrenamiento de resistencia para la salud cerebral

El entrenamiento de resistencia influye de manera significativa en la salud cerebral. Mejora la circulación y el suministro de oxígeno, esenciales para los procesos cognitivos y el rendimiento. Se reducen las hormonas del estrés, mientras se liberan endorfinas y factores neurotróficos que protegen las células nerviosas y mejoran el estado de ánimo. La actividad física también promueve la regeneración de células nerviosas, sinapsis y vasos sanguíneos en el cerebro. Estos cambios estructurales y funcionales contribuyen a la salud mental a largo plazo y pueden incluso contrarrestar la pérdida de tejido cerebral relacionada con la edad. Descubra a continuación cómo un entrenamiento de resistencia específico optimiza su función cerebral y aumenta su capacidad cognitiva.

El entrenamiento de resistencia regular mejora la salud cerebral al promover la circulación y el suministro de oxígeno, reducir el estrés y estimular la formación de factores neurotróficos como el BDNF, que apoyan el crecimiento y la función de las células nerviosas.

Promoción de la circulación

Una mejor circulación es esencial para la salud del cerebro. La actividad física fortalece el corazón y mejora la función pulmonar, lo que promueve la circulación en todo el cuerpo, incluido el cerebro [s42]. A través del aumento del suministro de oxígeno y la mejora en la eliminación de productos metabólicos, se incrementa el rendimiento del cerebro. Un corazón entrenado bombea de manera más eficiente y puede enriquecer más sangre con oxígeno y transportarla a los órganos, incluido el cerebro. Esto es especialmente relevante para las tareas cognitivas prefrontales, que se benefician de un suministro óptimo de oxígeno y pueden mejorarse a corto plazo mediante ejercicio aeróbico agudo [s43]. El entrenamiento regular también aumenta el flujo sanguíneo a los músculos y eleva el contenido de oxígeno en la sangre [s42]. Los capilares, los vasos sanguíneos más pequeños, se dilatan, lo que optimiza el intercambio de oxígeno y nutrientes entre la sangre y los tejidos. Así, también en el cerebro se pueden absorber más nutrientes y eliminar los productos de desecho de manera más efectiva. Este proceso apoya la neurogénesis, sinaptogénesis, gliogénesis y angiogénesis, es decir, la formación de nuevas células nerviosas, sinapsis, células gliales y vasos sanguíneos en el cerebro [s43]. Estos cambios estructurales y funcionales contribuyen significativamente a la salud a largo plazo del cerebro. Quien practica deporte regularmente reduce el riesgo de enfermedad coronaria y mejora así el suministro de sangre al corazón, lo que indirectamente también influye positivamente en la circulación cerebral [s42]. Un paseo al aire libre, por ejemplo, estimula la circulación y promueve el suministro de oxígeno al cerebro. La intensidad y duración de la actividad física influyen en los efectos positivos sobre la función cognitiva: la aptitud aeróbica, es decir, la capacidad del cuerpo para utilizar oxígeno de manera eficiente, mejora

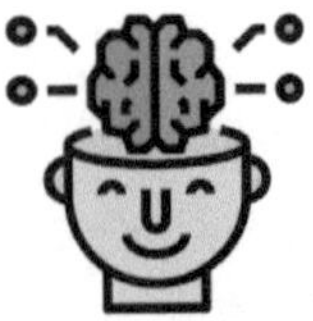

la salud cognitiva y puede contrarrestar la pérdida de tejido cerebral relacionada con la edad [s44].

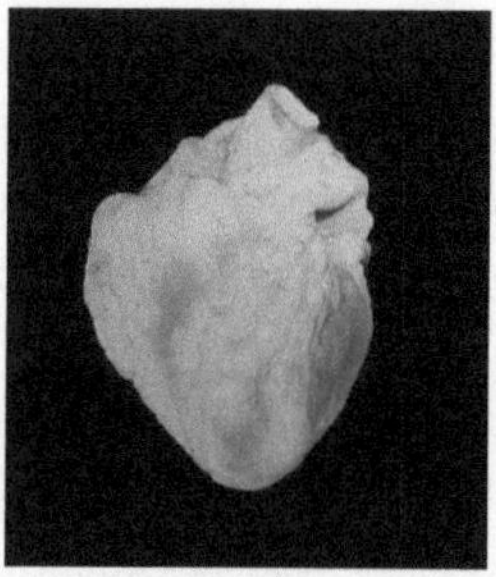

Corazón [i9]

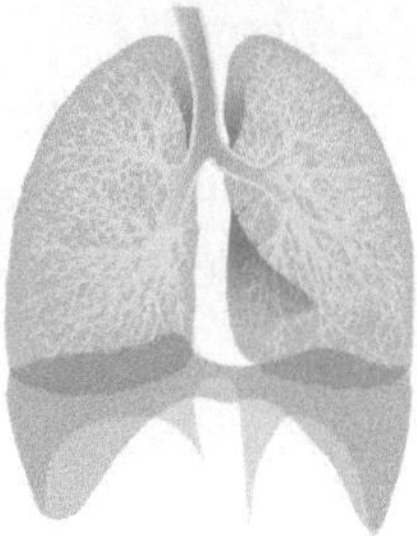

pulmón [i10]

Bueno saber

Angiogénesis

La formación de nuevos vasos sanguíneos. El entrenamiento de resistencia promueve la angiogénesis en el cerebro, lo que mejora la circulación y el suministro de nutrientes.

Neurogénesis

La formación de nuevas células nerviosas en el cerebro. El entrenamiento de resistencia puede promover este proceso y contribuir a la mejora de las funciones cognitivas.

Prefrontal

Se refiere a la corteza prefrontal, la parte frontal del cerebro responsable de funciones cognitivas superiores como la planificación, la toma de decisiones y la memoria de trabajo. El entrenamiento de resistencia puede mejorar la función de esta área.

Sinaptogénesis

La formación de nuevas conexiones entre las células nerviosas (sinapsis). El entrenamiento de resistencia estimula la sinaptogénesis, lo que mejora la comunicación en el cerebro y fomenta el aprendizaje.

Flujo Sanguíneo Cerebral Durante el Ejercicio

Impacto de la intensidad del ejercicio en el flujo sanguíneo cerebral.

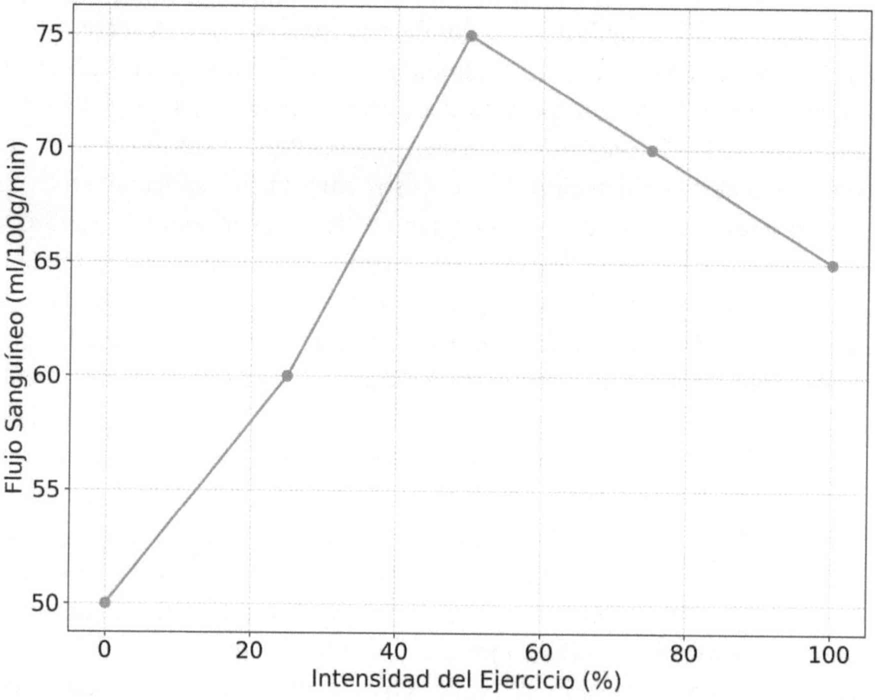

El gráfico ilustra que la intensidad del ejercicio de leve a moderada se correlaciona con un aumento significativo en el flujo sanguíneo cerebral, alcanzando su punto máximo alrededor de una intensidad moderada. El ejercicio de mayor intensidad muestra una ligera disminución en el flujo sanguíneo cerebral, lo que sugiere un rango de intensidad óptimo para maximizar los beneficios de la circulación cerebral.

Suministro de oxígeno

El oxígeno es esencial para el funcionamiento del cerebro. Actúa como combustible para la producción de energía en las células cerebrales, permitiendo así procesos cognitivos complejos. Por lo tanto, un suministro adecuado de oxígeno es fundamental para mantener el rendimiento mental y el bienestar general. La actividad física no solo mejora la condición cardiovascular, sino que también optimiza el suministro de oxígeno al cerebro. A través del entrenamiento, la respiración se profundiza y la frecuencia cardíaca aumenta, lo que permite que más sangre rica en oxígeno fluya al sistema circulatorio y, por ende, al cerebro. Este efecto se ve potenciado por la dilatación de los vasos sanguíneos, especialmente de los capilares, que facilitan el intercambio de oxígeno entre la sangre y las células cerebrales. [s45] El entrenamiento de resistencia regular, como caminar rápido o correr, puede estimular la formación de nuevos vasos sanguíneos, conocida como angiogenese, en el cerebro, lo que mejora a largo plazo el suministro de oxígeno. Incluso un paseo rápido por el parque puede aumentar la oxigenación cerebral y fomentar la claridad mental. Además de la mejora directa en el suministro de oxígeno, el ejercicio también tiene un efecto positivo indirecto en la salud cerebral al reducir el estrés y mejorar el estado de ánimo. Las pautas publicadas sobre actividad física subrayan la relación entre el ejercicio, la salud mental y el rendimiento cognitivo. [s45] Un estilo de vida activo contribuye, por lo tanto, no solo a la condición física, sino también a la mental.

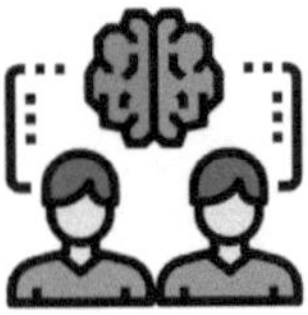

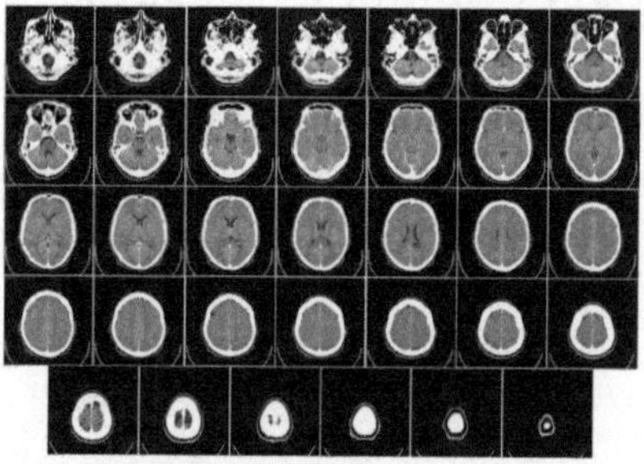

cerebro [i11]

Bueno saber

Cognitivo

Se refiere a los procesos mentales como pensar, aprender, recordar y resolver problemas. El entrenamiento de resistencia puede mejorar las funciones cognitivas al aumentar la circulación cerebral y la formación de nuevas células nerviosas.

Cardiovascular

Se refiere al corazón y los vasos sanguíneos y juega un papel crucial en el suministro de oxígeno y nutrientes al cerebro. El entrenamiento de resistencia fortalece el sistema cardiovascular y mejora así la circulación cerebral.

Cerebral

Se refiere al cerebro. La oxigenación cerebral describe el suministro de oxígeno al cerebro. El entrenamiento de resistencia aumenta la oxigenación cerebral y, por lo tanto, mejora las funciones cognitivas.

Oxígeno Cerebral y Rendimiento Mental

Impacto de los niveles de oxígeno en la función cognitiva durante diversas actividades.

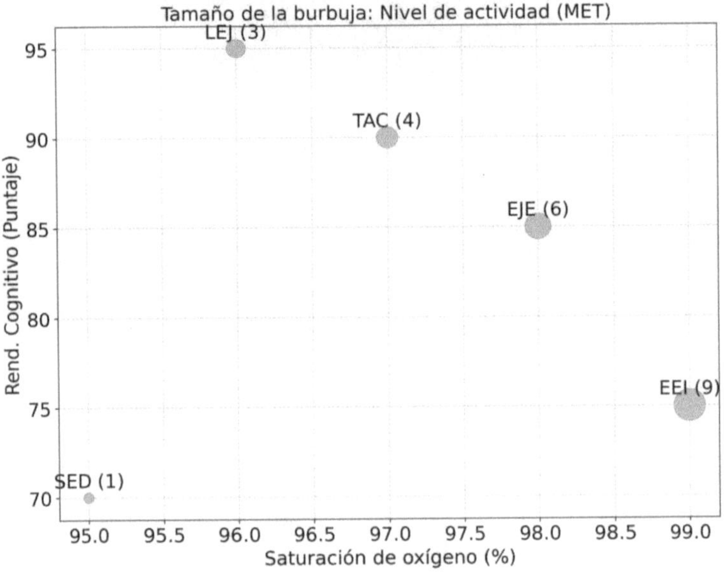

Blasengröße: Nivel de Actividad (MET)

EEI: Ejercicio Extenuante (HIIT)

EJE: Ejercicio Moderado (Trotar)

LEJ: Ejercicio Ligero (Caminar)

SED: Sedentario (Reposo)

TAC: Tarea Cognitiva (Resolución de Problemas)

Una mayor disponibilidad de oxígeno se correlaciona con un mejor rendimiento cognitivo, especialmente durante tareas mentales exigentes. El ejercicio ligero muestra un punto óptimo para el oxígeno y el rendimiento, mientras que las actividades sedentarias y el ejercicio intenso representan un menor rendimiento a pesar de las diferencias en los niveles de oxígeno. Esto sugiere un rango de oxigenación óptimo para la agudeza mental.

Reducción del estrés mediante el ejercicio

El ejercicio sirve como un medio efectivo para la reducción del estrés y, por ende, influye positivamente en la salud mental. La actividad física conduce a la liberación de endorfinas, que tienen efectos analgésicos y elevan el estado de ánimo, al tiempo que reducen la concentración de hormonas del estrés como el cortisol. [s46] Esta influencia hormonal mitiga los efectos negativos del estrés en el cuerpo y el cerebro. Además de la liberación de endorfinas, el deporte también promueve la producción de factores neurotróficos como el BDNF (Factor Neurotrófico Derivado del Cerebro). El BDNF apoya el crecimiento, la viabilidad y la función de las neuronas, lo que tiene un efecto protector sobre la salud cerebral y aumenta la resiliencia al estrés. [s46] El entrenamiento regular, especialmente el entrenamiento de resistencia, mejora la calidad del sueño. Un sueño reparador es, a su vez, esencial para la gestión del estrés y la regeneración del cerebro. A través de la actividad física, las personas pueden desarrollar recursos mentales para manejar mejor las situaciones estresantes. Un paseo de 30 minutos al aire libre, por ejemplo, combinado con una respiración consciente, puede reducir notablemente el estrés y mejorar el estado de ánimo. Los efectos positivos del ejercicio sobre la regulación del estrés contribuyen, por lo tanto, de manera significativa a la salud cerebral a largo plazo. Además de los efectos directos sobre el equilibrio hormonal y los neurotransmisores, el deporte también ofrece una forma de distracción de pensamientos y preocupaciones que generan estrés. La concentración en la actividad física proporciona a la mente un descanso de las

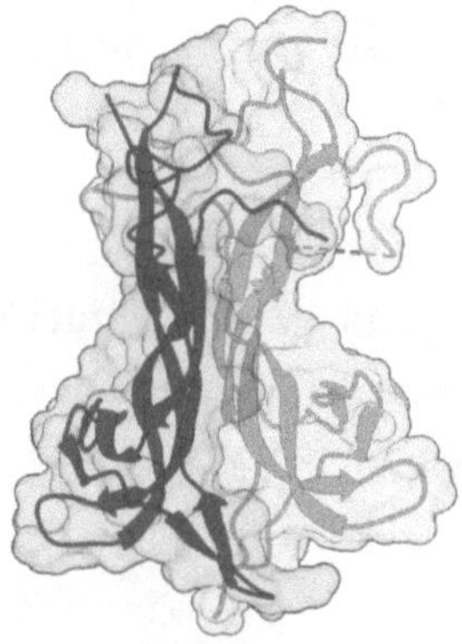

BDNF [i12]

preocupaciones abrumadoras y, así, promueve la relajación mental. [s47] La mejorada percepción corporal a través del ejercicio regular también fortalece la autoconfianza y la autoeficacia, lo que también aumenta la resistencia al estrés. A través de la combinación de actividad física y una dieta equilibrada, se pueden lograr efectos sinérgicos que fomentan la synaptische_plastizitaet y, por ende, la capacidad cognitiva. [s47] La intensidad y la duración de la actividad deben adaptarse a las necesidades individuales y al nivel de condición física para evitar el sobreesfuerzo y aprovechar al máximo los efectos positivos.

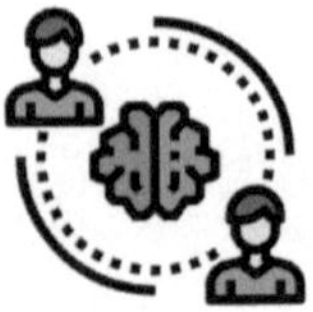

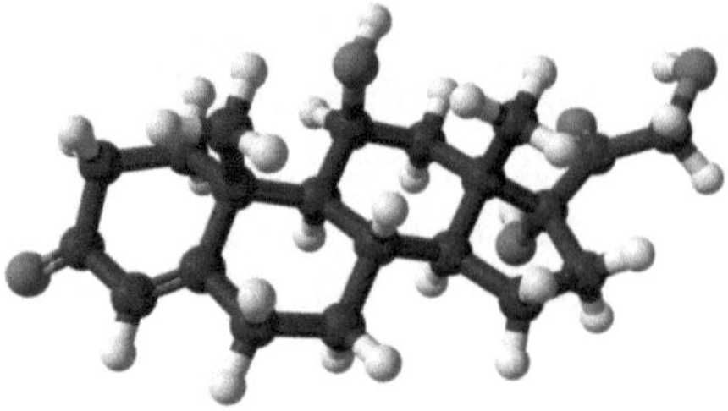

Cortisol [i13]

Bueno saber

Endorfinas

Las endorfinas son mensajeros naturales del cuerpo que se unen a los receptores opioides en el cerebro y provocan efectos analgésicos, eufóricos y de mejora del estado de ánimo. El entrenamiento de resistencia promueve la liberación de endorfinas, lo que puede contribuir a una mejora del estado de ánimo y a la reducción del estrés.

Factores Neurotróficos

Los factores neurotróficos son proteínas que apoyan el crecimiento y la supervivencia de las neuronas. Juegan un papel crucial en el desarrollo y la función del sistema nervioso y pueden ser influenciados positivamente por el entrenamiento de resistencia, lo que contribuye a una mejor salud cerebral.

Reducción de estrés mediante el ejercicio

Comparación de actividades de reducción de estrés

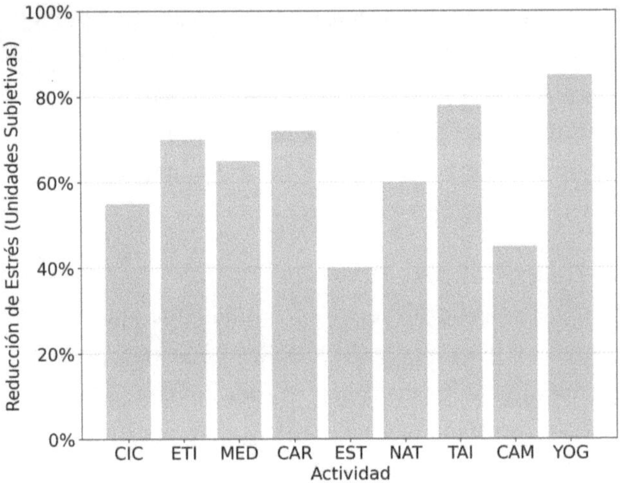

CAM: Caminar

CAR: Carrera

CIC: Ciclismo

EST: Estiramiento

ETI: Entrenamiento a intervalos de alta intensidad

MED: Meditación

NAT: Natación

TAI: Tai Chi

YOG: Yoga

Este gráfico ilustra la efectividad relativa de diversas actividades para reducir los niveles de estrés. Si bien todas las actividades enumeradas ofrecen algunos beneficios para reducir el estrés, los ejercicios conscientes como el yoga y el tai chi parecen ser particularmente efectivos. Las actividades de alta intensidad como correr y el entrenamiento a intervalos de alta intensidad también muestran una reducción significativa del estrés, lo que sugiere la importancia del esfuerzo físico. Las actividades de menor impacto como caminar y estirar, si bien son beneficiosas, ofrecen una reducción comparativamente menor del estrés. Incorporar una variedad de estas actividades en una rutina regular puede contribuir a un mejor manejo del estrés y al bienestar general.

Consejos concretos

- Conecte su entrenamiento de resistencia con el aprendizaje de un nuevo idioma o la práctica de un instrumento musical.
- Corra su ruta habitual de jogging hacia atrás para desafiar a su cerebro con nuevos estímulos.
- Salga conscientemente de los caminos habituales durante su paseo y explore nuevos entornos en su vecindario.
- Incorpore ejercicios de coordinación como saltar la cuerda o hacer malabares en su entrenamiento de resistencia.
- Bailar regularmente con su música favorita entrena tanto su cuerpo como su cerebro.
- Haga deporte con amigos para aumentar su motivación y el placer de moverse.
- Utilice su entrenamiento de resistencia para ejercicios de atención plena, concentrándose en su respiración y en la percepción de su cuerpo.
- Varíe la intensidad y la duración de su entrenamiento para desafiar continuamente a su cerebro.
- Recompénsese después de un entrenamiento exitoso con una actividad relajante que le brinde placer.
- Reflexione regularmente sobre los efectos positivos de su entrenamiento de resistencia en su salud mental.
- Plantee problemas matemáticos en su mente mientras corre o reflexione sobre un problema complejo.
- Escuche audiolibros o podcasts sobre temas que le interesen y estimulen mentalmente durante el entrenamiento.
- Establezca metas realistas para su entrenamiento de resistencia y aumente la carga de manera lenta y continua.

2. 2 Ejercicios de coordinación

Las habilidades coordinativas influyen de manera significativa en nuestra estabilidad corporal, movilidad y capacidad de reacción. Las deficiencias en estas áreas aumentan el riesgo de caídas, limitan la capacidad para afrontar las actividades diarias y pueden afectar el rendimiento. Tanto en la vejez como en la vida cotidiana, unas habilidades coordinativas bien entrenadas son esenciales para una vida activa y segura. El entrenamiento específico puede mejorar estas habilidades y compensar la disminución de la fuerza muscular y la velocidad de reacción relacionada con la edad. En este sentido, el equilibrio, la movilidad y la capacidad de reacción juegan un papel central en la condición física y mental. Descubra a continuación cómo puede optimizar su coordinación a través de ejercicios específicos y así aumentar su rendimiento y bienestar.

El entrenamiento de coordinación específico, especialmente a través de ejercicios multimodales, no solo mejora el equilibrio corporal y previene caídas, sino que también entrena la percepción propioceptiva y, por lo tanto, aumenta la agilidad mental.

Entrenamiento del equilibrio

El entrenamiento del equilibrio mejora la estabilidad corporal y previene caídas, especialmente en la vejez. Fortalece la musculatura responsable del equilibrio y entrena la percepción proprioceptiva – la capacidad del cuerpo para percibir su posición en el espacio. Esta percepción se basa en señales de receptores en músculos, articulaciones y tendones. Un sistema de equilibrio entrenado reacciona más rápido y de manera más efectiva a los cambios en la posición del cuerpo, previniendo así caídas. [s48] Las personas mayores se benefician especialmente, ya que con la edad disminuyen la fuerza muscular y la capacidad de reacción. El entrenamiento del equilibrio puede compensar este deterioro relacionado con la edad y mantener la independencia en la vida diaria. La efectividad del entrenamiento del equilibrio se incrementa mediante la combinación de diferentes métodos de entrenamiento. Ejercicios multimodales, que combinan entrenamiento de fuerza, coordinación y flexibilidad, mejoran la balance de manera comprobada. [s48] Además, el uso de plataformas vibratorias puede aumentar la efectividad del entrenamiento. Las vibraciones estimulan la musculatura y promueven la activación de las vías nerviosas involucradas. También las personas con capacidad física limitada pueden beneficiarse del entrenamiento del equilibrio. [s48] Ejercicios e intensidades adaptadas permiten mejorar el equilibrio incluso con limitaciones de movimiento existentes. Es importante contar con una atención individual y una realización a largo plazo del entrenamiento para lograr resultados sostenibles. El entrenamiento de resistencia juega un papel especial en la mejora de la fuerza muscular y el equilibrio. A través de ejercicios específicos con pesas o con el propio peso corporal, se fortalece la musculatura responsable de la estabilidad del cuerpo. Un tronco fuerte y una musculatura de las piernas robusta forman la base para un buen equilibrio. También los ejercicios que entrenan la coordinación y la capacidad de reacción son parte de un entrenamiento efectivo del equilibrio. Mantenerse de pie sobre una pierna, por ejemplo, mientras se cepillan los dientes, es un ejercicio sencillo que se puede integrar en la vida diaria. Este ejercicio entrena el equilibrio y fortalece la musculatura de las piernas. A través de un entrenamiento regular, idealmente varias veces a la semana, se pueden lograr mejoras notables en la estabilidad corporal. Aunque los efectos positivos de los programas de ejercicios multimodales y la terapia de vibración sobre el equilibrio están comprobados, aún existe necesidad de investigación en relación con entrenamientos grupales, estrategias de motivación y el papel de los entrenadores. [s48] Los estudios futuros deberían considerar estos aspectos para optimizar aún más la efectividad y aceptación del entrenamiento del equilibrio. El desarrollo de programas de entrenamiento motivadores y la capacitación de entrenadores calificados pueden contribuir a que más personas se beneficien de las ventajas del entrenamiento del equilibrio.

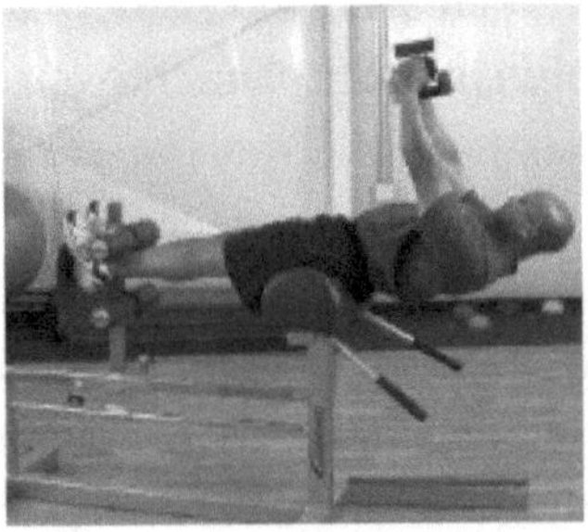

Entrenamiento de resistencia [i14]

Bueno saber

Ejercicios multimodales

Los ejercicios multimodales, que combinan diferentes aspectos del entrenamiento como fuerza, coordinación y flexibilidad, fomentan la plasticidad neuronal y mejoran la comunicación entre el cerebro y los músculos. Esto optimiza los patrones de movimiento complejos y aumenta la adaptabilidad a nuevos desafíos.

Percepción propioceptiva

La percepción proprioceptiva juega un papel crucial en los ejercicios de coordinación, ya que proporciona al cerebro información sobre la posición y el movimiento del cuerpo en el espacio. Una mejor conciencia corporal a través de esta percepción contribuye a movimientos más precisos y a un equilibrio mejorado, lo que reduce el riesgo de lesiones y aumenta el rendimiento.

Plataformas vibratorias

Las plataformas vibratorias estimulan la musculatura a través de vibraciones, lo que mejora la actividad muscular y el control neuronal. Esto puede llevar a un aumento de la fuerza, el equilibrio y la capacidad de coordinación, aumentando así la efectividad de los ejercicios de coordinación.

Progreso del Entrenamiento de Equilibrio

Mejora en las habilidades de equilibrio a lo largo del tiempo.

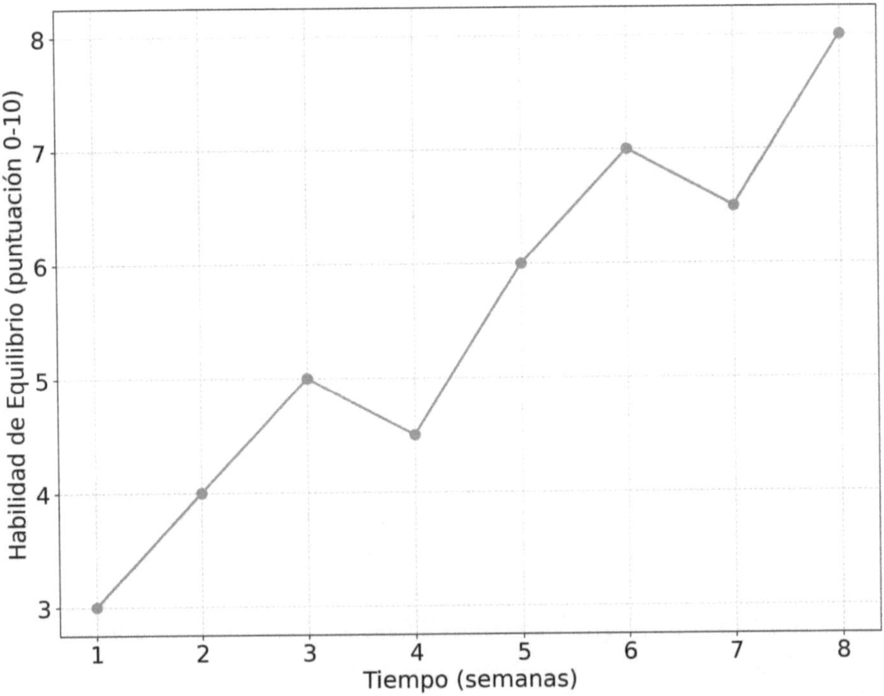

El gráfico muestra una tendencia generalmente positiva en el entrenamiento del equilibrio, lo que sugiere una mejor coordinación y estabilidad. Si bien hay fluctuaciones menores, la trayectoria general indica un mejor control motor, lo que puede tener un impacto positivo tanto en la función física como en la cognitiva. Esta mejora probablemente contribuye a un mejor bienestar mental a través de una mayor conciencia corporal y un menor riesgo de caídas.

Ejercicios de movilidad

Los ejercicios de movilidad mejoran la flexibilidad articular y fomentan la elasticidad de los músculos y tendones. Un entrenamiento de movilidad integral integra diferentes métodos de estiramiento, incluyendo estiramiento estático y estiramiento dinámico. En el estiramiento estático, se mantiene una posición en la que se ejerce una ligera tensión sobre la musculatura, como al mantener el pie hacia los glúteos para estirar la parte frontal del muslo. El estiramiento dinámico, en cambio, implica movimientos controlados y oscilantes que llevan los músculos a través de su rango completo de movimiento, como círculos con los brazos o balanceo de piernas. [s49] Este tipo de estiramiento prepara óptimamente al cuerpo para actividades deportivas y reduce el riesgo de lesiones. El entrenamiento de movilidad no solo contribuye a mejorar el rendimiento deportivo, sino que también mejora la condición física funcional en la vida diaria. Los movimientos cotidianos, como agacharse o alcanzar, son más fáciles cuando las articulaciones son flexibles y los músculos son ágiles. Para obtener resultados óptimos, el entrenamiento de flexibilidad, que incluye ejercicios de estiramiento, debe realizarse de dos a tres días a la semana. [s49] Un enfoque de entrenamiento multimodal que incluye, además de ejercicios de movilidad, entrenamiento de resistencia, entrenamiento en intervalos y entrenamiento de resistencia cardiovascular, promueve la condición física general y el bienestar. [s49] Los ejercicios neuromotores, que entrenan el equilibrio, la agilidad y la coordinación, complementan este programa de entrenamiento integral. Tales ejercicios podrían incluir, por ejemplo, el equilibrio sobre una pierna o caminar sobre una línea. La recomendación para el entrenamiento neuromotor es de 20 a 30 minutos al día, distribuidos en dos a tres sesiones de entrenamiento por semana. [s49] Al combinar estas diferentes formas de entrenamiento, no solo se mejoran las capacidades físicas, sino que también se influye positivamente en la

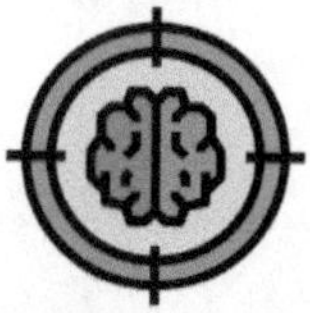

salud mental. Un programa de entrenamiento regular y variado contribuye así a un mayor bienestar y a una mejor calidad de vida. La integración de ejercicios de movilidad en un programa así optimiza el rendimiento físico y previene lesiones. Una mejor movilidad facilita los movimientos cotidianos y mejora el rendimiento deportivo.

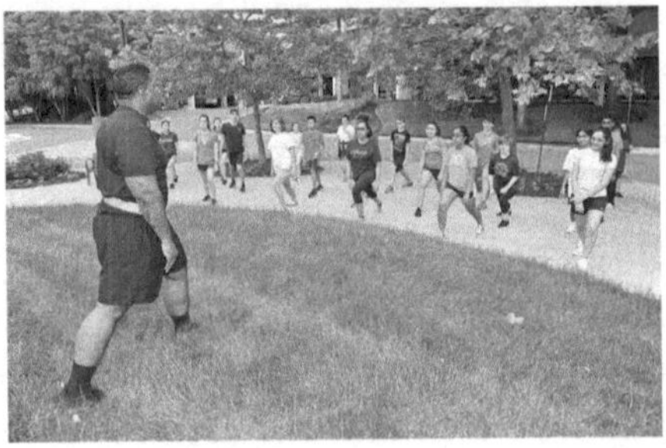

Estiramiento dinámico [i15]

Ejercicios de movimiento y coordinación

Efecto sobre la salud mental

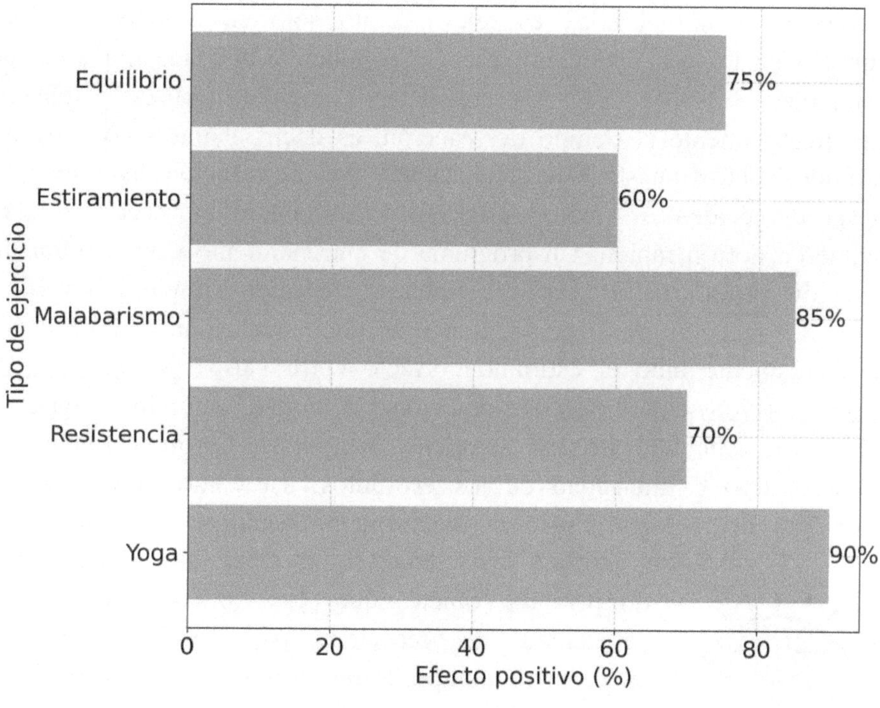

BAL: Equilibrio

EST: Estiramiento

MAL: Malabarismo

RES: Resistencia

YOG: Yoga

El equilibrio y los malabares muestran la mayor influencia positiva en la función cognitiva. Los ejercicios de estiramiento y el yoga promueven la relajación y reducen el estrés. El entrenamiento de resistencia tiene un efecto positivo moderado sobre el estado de ánimo y la concentración.

Entrenamiento de la reacción

El entrenamiento de la reacción tiene como objetivo optimizar la velocidad y eficiencia del procesamiento de información en el cerebro. Implica mejorar la capacidad de responder a estímulos – visuales, auditivos o táctiles – de manera rápida y precisa. Esta habilidad es relevante no solo en el deporte, sino también en la vida cotidiana, como al conducir o al manejar máquinas complejas. [s50] El entrenamiento regular puede reducir significativamente el tiempo de reacción, es decir, el intervalo entre el estímulo y la respuesta. Una mayor capacidad de reacción disminuye el riesgo de accidentes y mejora el rendimiento general en situaciones que requieren acción rápida. Un programa de entrenamiento para mejorar la reacción puede incluir varios elementos: reacción simple a un solo estímulo, reacción de elección, donde se debe seleccionar y reaccionar adecuadamente ante el estímulo correcto entre varios, y reacción de discriminación, donde se debe reaccionar a ciertos estímulos e ignorar otros. La dificultad de los ejercicios se puede ajustar variando el número, tipo e intensidad de los estímulos, así como introduciendo estímulos distractores. Practicar regularmente acciones cotidianas con un enfoque consciente en la reacción rápida, como atrapar un objeto que cae, puede mejorar la capacidad de reacción. Aquellos que deseen entrenar su tiempo de reacción de manera específica pueden utilizar aplicaciones o programas en línea que ofrecen diversas pruebas y ejercicios de reacción. Además, según estudios, el entrenamiento aeróbico regular mejora el tiempo de reacción y el control cognitivo, especialmente en personas mayores. [s50] Esto subraya la relación positiva entre la condición física y el rendimiento cognitivo.

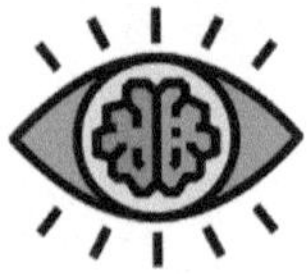

Bueno saber

Control cognitivo

El control cognitivo es la capacidad de regular pensamientos, acciones y emociones para alcanzar un objetivo específico. Está estrechamente relacionado con la salud mental, ya que ayuda a suprimir reacciones impulsivas, mantener la concentración y tomar decisiones que promueven el bienestar. Los ejercicios de coordinación pueden mejorar el control cognitivo y contribuir a una mejor gestión del estrés y regulación emocional.

Reacción de discriminación

La reacción de discriminación, donde se debe reaccionar a ciertos estímulos e ignorar otros, agudiza la atención selectiva y mejora la capacidad de filtrar información relevante. Esto puede mejorar la concentración y la capacidad de manejar distracciones, lo que tiene un efecto positivo en la salud mental y el rendimiento.

Reacción de elección

La reacción de elección, donde se debe seleccionar y reaccionar adecuadamente ante el estímulo correcto entre varios, entrena la toma de decisiones bajo presión y mejora la capacidad de analizar rápidamente situaciones complejas. Esta habilidad es importante para la salud mental, ya que ayuda a manejar el estrés y responder adecuadamente a los desafíos.

Impacto de los ejercicios de coordinación en las habilidades de reacción

Relación entre el tiempo de reacción, la precisión y la dificultad en los ejercicios de coordinación.

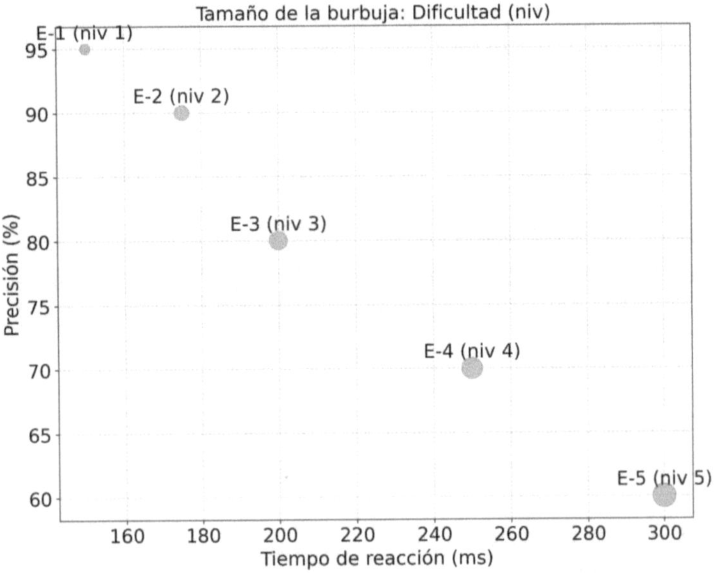

Blasengröße: Dificultad (niv)

E-1: Ejercicio 1

E-2: Ejercicio 2

E-3: Ejercicio 3

E-4: Ejercicio 4

E-5: Ejercicio 5

Los datos sugieren una clara tendencia: a medida que aumenta la dificultad de los ejercicios de coordinación, también aumenta el tiempo de reacción, mientras que la precisión tiende a disminuir. Esto indica que los ejercicios más exigentes requieren más tiempo de procesamiento y pueden conducir a una reducción de la precisión. Los ejercicios con menor dificultad permiten respuestas más rápidas y una mayor precisión, lo que sugiere que son beneficiosos para mejorar las habilidades básicas de reacción. Centrarse en niveles de dificultad específicos podría ser útil para abordar diferentes aspectos del rendimiento cognitivo.

Consejos concretos

- Equilibre al cepillarse los dientes sobre una pierna y cambie de pierna de apoyo después de 30 segundos.
- Suba las escaleras alternando el pie derecho y el izquierdo para entrenar su coordinación.
- Muévase al caminar como una grulla, levantando las rodillas y extendiendo los brazos.
- Drible un balón con la mano derecha e izquierda alternativamente mientras camina.
- Lance un balón hacia arriba mientras camina y recíjalo para entrenar su capacidad de reacción y coordinación mano-ojo.
- Salte al caminar sobre pequeños obstáculos como piedras o líneas en el suelo.
- Camina hacia atrás por su casa para mejorar su percepción espacial.
- Equilibre un libro sobre su cabeza mientras camina por la casa.
- Haga malabares con tres pelotas para aumentar su coordinación mano-ojo y concentración.
- Practique el equilibrio sobre una tabla inestable o un cojín.
- Cierre los ojos durante cortos intervalos mientras camina para agudizar su sentido del equilibrio.
- Muévase rítmicamente al escuchar música y coordine sus pasos con la música.

2. 3 Técnicas de relajación

El estrés, la inquietud interna y las dificultades de concentración afectan el rendimiento y el bienestar. Las técnicas de relajación ofrecen estrategias efectivas para enfrentar estos desafíos y promover la salud mental. Influyen en la respiración, la musculatura y las funciones cerebrales, para armonizar cuerpo y mente. Los ejercicios de respiración, la relajación muscular y la meditación son métodos centrales que pueden practicarse tanto de forma individual como combinada. Fomentan la autorregulación, mejoran la percepción corporal y fortalecen la resiliencia emocional. Descubra a continuación las diversas posibilidades de las técnicas de relajación y aprenda cómo puede utilizarlas de manera específica para sus necesidades.

La respiración consciente, como la respiración diafragmática, tiene un efecto relajante, promueve la digestión y mejora la absorción de nutrientes, lo que influye positivamente en la concentración y el rendimiento.

Ejercicios de respiración

Los ejercicios de respiración influyen en nuestro sistema nervioso vegetativo, que controla funciones como la respiración, el ritmo cardíaco y la digestión. A través de la respiración consciente, podemos actuar directamente sobre el parasimpático, la parte del sistema nervioso responsable de la calma y la recuperación [s51]. Así, el ritmo cardíaco se ralentiza, los músculos se relajan y el cuerpo se regenera. Este efecto es especialmente útil en situaciones de estrés, ya que mitiga la típica reacción de estrés provocada por el simpático. Por lo tanto, los ejercicios de respiración son una herramienta eficaz para manejar el estrés y mejorar el bienestar general [s52]. La respiración diafragmática, en la que el abdomen se eleva al inhalar y desciende al exhalar, es un método particularmente efectivo para activar el parasimpático y estimular la digestión [s51]. Una inhalación profunda que llena la cavidad abdominal masajea los órganos internos y promueve la actividad intestinal. Al mismo tiempo, aumenta la producción de saliva y la secreción de jugos digestivos, lo que mejora la absorción de nutrientes [s51]. Los ejercicios de respiración no solo fomentan la relajación física, sino que también fortalecen la autorregulación y el equilibrio emocional [s53]. Al dirigir nuestra atención hacia la respiración, practicamos la atención plena. Aprendemos a percibir nuestros pensamientos y sentimientos sin juzgarlos. Esta mayor autoconciencia, también llamada interocepción, nos permite comprender y controlar mejor nuestras reacciones emocionales [s53]. Por ejemplo, podemos reaccionar con más calma en situaciones estresantes, en lugar de ser abrumados por las emociones. Al practicar regularmente la atención plena a través de técnicas de respiración, mejoramos nuestra capacidad de concentración y fortalecemos nuestra resiliencia emocional [s53]. Los ejercicios de respiración también se pueden integrar en la vida cotidiana para crear breves momentos de calma y concentración. Por ejemplo, una inhalación y exhalación profundas y conscientes antes de una reunión importante o un examen puede ayudar a reducir la nerviosidad y fomentar la concentración. Los ejercicios de respiración se pueden combinar bien con otras prácticas de atención plena, como la meditación o el yoga, para potenciar los efectos positivos sobre la regulación de la dopamina y el bienestar mental [s52]. En lugar de buscar constantemente estímulos externos que activen el sistema de recompensa en el cerebro, podemos aprender a encontrar la calma y la satisfacción internas a través de los ejercicios de respiración. Por lo tanto, los ejercicios de respiración son una herramienta valiosa para enfrentar los desafíos de la vida moderna y mejorar el bienestar personal. Son fáciles de aprender y se pueden practicar en cualquier momento y lugar, ya sea en la oficina, en el tren o en casa. El yoga ofrece una forma estructurada de integrar los ejercicios de respiración en un enfoque holístico para la relajación y el bienestar [s54]. Especialmente para los jóvenes, que a menudo enfrentan una gran presión por el rendimiento, el yoga puede ser un apoyo valioso. En un estudio con jóvenes, incluidos refugiados, los participantes informaron de una mejora significativa en su capacidad de relajación y calidad del sueño gracias a la práctica regular de yoga que incluía ejercicios de respiración [s54]. Aprendieron a ser más conscientes de sus necesidades físicas y emocionales y a reducir el estrés. Por lo tanto, si tiene dificultades para relajarse o sufre de trastornos del sueño, la integración de ejercicios de respiración en su vida diaria, apoyada por el yoga o la meditación, puede provocar un cambio positivo.

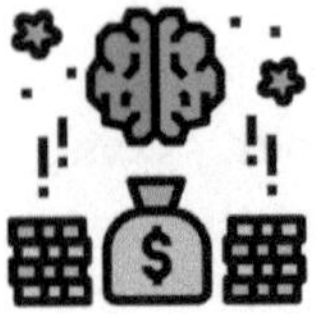

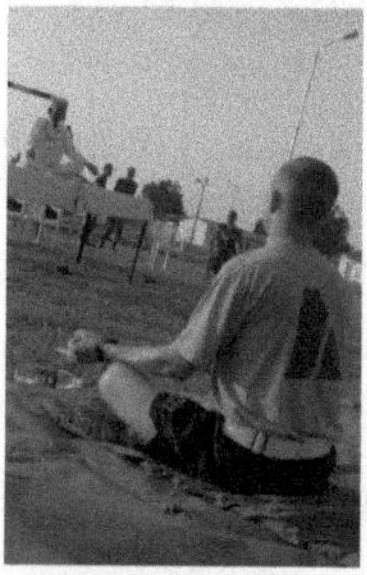

Yoga [i16]

Bueno saber

Regulación de la dopamina

La dopamina es un neurotransmisor que desempeña un papel importante en la motivación, la recompensa y el bienestar. Los ejercicios de respiración y otras prácticas de atención plena pueden influir positivamente en la regulación de la dopamina, promoviendo la liberación de dopamina y contribuyendo así a un mayor bienestar y una mejor salud mental. Una regulación equilibrada de la dopamina es importante para la estabilidad emocional, la motivación y la capacidad de concentración.

Respiración diafragmática

La respiración diafragmática, también conocida como respiración abdominal, es una técnica de respiración en la que el abdomen se expande activamente hacia afuera al inhalar y desciende al exhalar. Esta técnica promueve la relajación, masajea los órganos abdominales y puede mejorar la absorción de oxígeno. Es especialmente útil en casos de ansiedad y tensiones relacionadas con el estrés, ya que calma el sistema nervioso y contribuye a un mejor estado mental.

Efectividad del Ejercicio de Respiración

Correlación entre respiraciones por minuto y nivel de relajación.

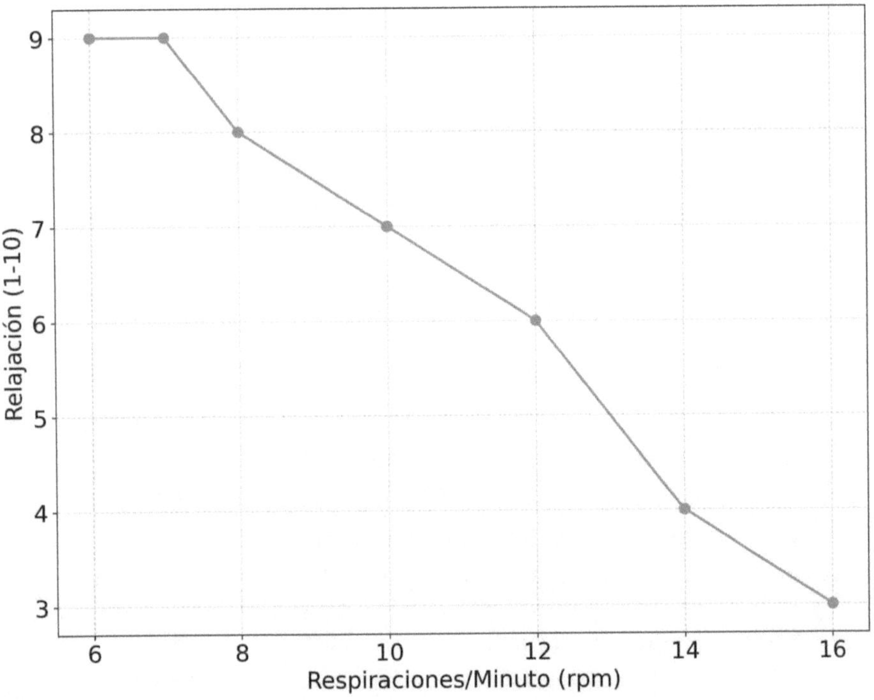

Los datos sugieren una relación inversa entre la frecuencia respiratoria y la relajación. Una respiración más lenta (menos respiraciones por minuto) se correlaciona con niveles de relajación más altos. Esto apoya la idea de que una respiración controlada y más lenta puede promover la relajación y reducir el estrés.

Relajación muscular

La relajación muscular juega un papel crucial en el bienestar físico y mental. La musculatura tensa no solo puede provocar dolor y limitaciones en el movimiento, sino que también puede afectar la calidad del sueño y aumentar el estrés. El yoga ofrece un enfoque holístico que combina posturas corporales (asanas) con técnicas de respiración para estirar, fortalecer y relajar los músculos [s55]. La ejecución consciente de las asanas promueve la percepción corporal y ayuda a reconocer y liberar tensiones de manera temprana. A través de la mejora de la circulación sanguínea que se logra con el yoga, los músculos se oxigenan de manera óptima, lo que aumenta su función y capacidad de regeneración [s55]. Esto tiene un efecto positivo en la movilidad y previene desequilibrios musculares. La integración del yoga en la vida cotidiana puede contribuir a contrarrestar el dolor crónico y aumentar la resistencia física. Para una eficacia óptima del yoga, especialmente en caso de molestias existentes, se recomienda buscar la orientación de instructores de yoga experimentados e integrar la práctica a largo plazo en la vida diaria [s56]. Por ejemplo, la participación regular en un curso de yoga puede ser un apoyo valioso para aprender la correcta ejecución de las asanas y profundizar en la propia práctica. Además, es aconsejable elegir un lugar tranquilo y sin interrupciones para la práctica de yoga y usar ropa cómoda [s56]. Así, podrá concentrarse plenamente en los ejercicios y experimentar de manera óptima el efecto beneficioso en el cuerpo y la mente.

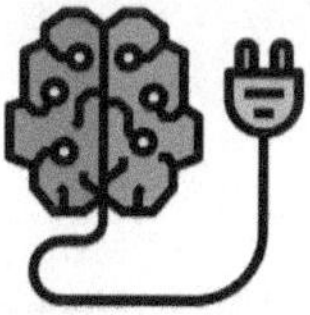

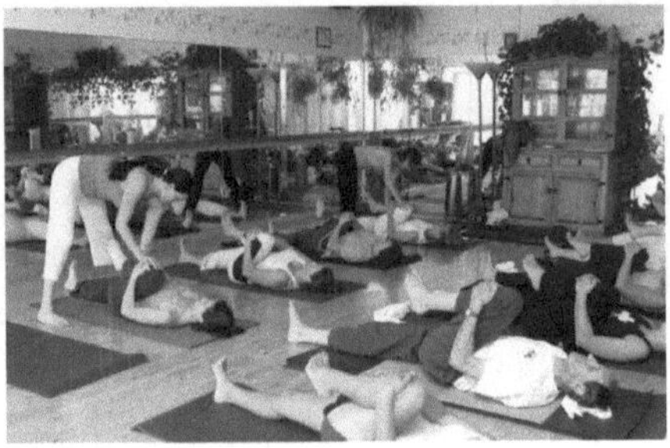

Asana/Postura [i17]

Bueno saber

Asanas

Las asanas son posturas corporales en el yoga que pueden estirar y fortalecer los músculos, mejorar la flexibilidad y contribuir a la relajación. Estas posturas pueden ayudar a liberar tensiones físicas que a menudo están asociadas con el estrés y la carga mental.

Yoga

El yoga puede ayudar a reducir el estrés y mejorar la salud mental al conectar el cuerpo y la mente y fomentar la concentración. También puede mejorar la calidad del sueño, lo que tiene un efecto positivo en la función cerebral y el estado de ánimo.

Eficacia de las Técnicas de Relajación Muscular

Comparación de la eficacia de las técnicas de relajación

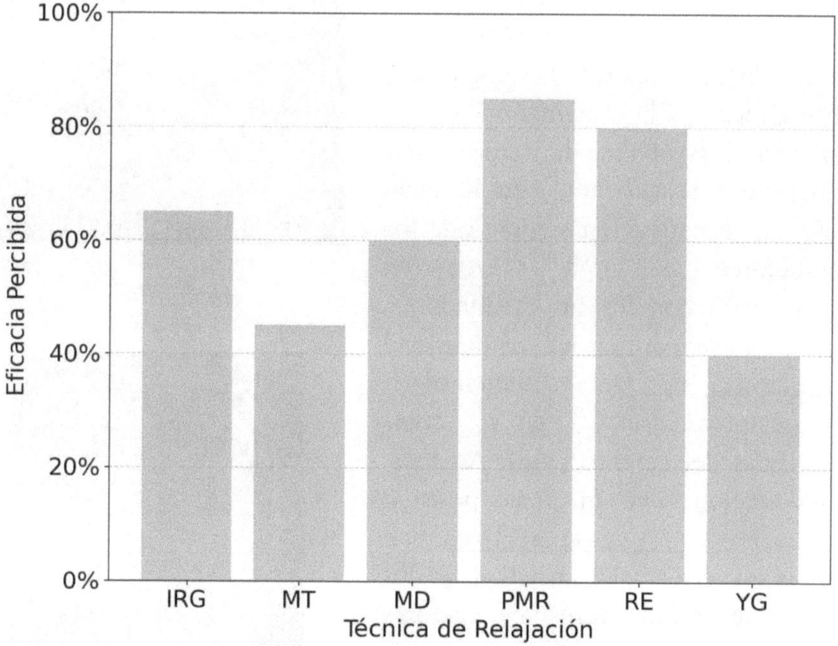

DB: Respiración Profunda

MD: Meditación

PMR: Relajación Muscular Progresiva

IRG: Imágenes Guiadas

MT: Musicoterapia

YG: Yoga

La relajación muscular progresiva y la respiración profunda muestran las calificaciones de eficacia más altas, lo que sugiere que son herramientas potentes para la reducción del estrés. Si bien las imágenes guiadas y la meditación también son beneficiosas, su impacto parece ligeramente menor. La musicoterapia y el yoga, aunque siguen siendo positivos, demuestran una eficacia comparativamente menor para la relajación muscular en esta comparación.

Meditación

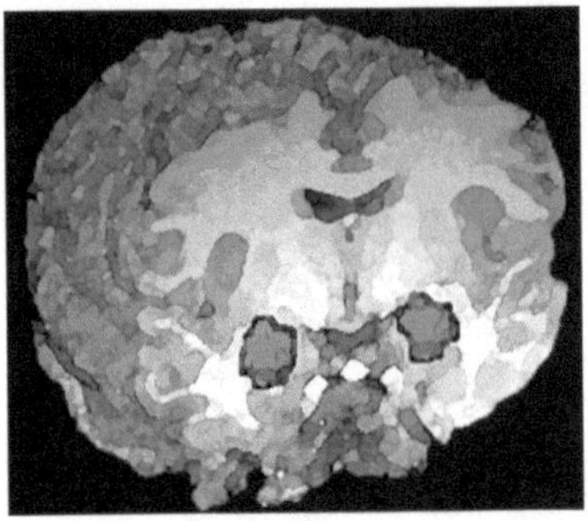

Amígdala [i18]

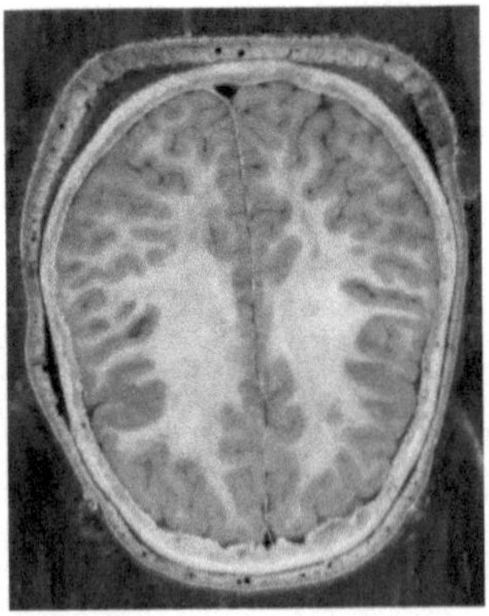

Sustancia gris [i19]

La meditación, una forma de entrenamiento mental, influye positivamente en la estructura y función del cerebro [s57] [s58]. Puede mejorar la cognición, especialmente la atención y la memoria, y posiblemente contrarrestar el deterioro relacionado con la edad [s58]. La investigación sugiere que los meditadores a largo plazo, en comparación con los no meditadores, a veces presentan una mayor densidad de sustancia gris y/o un aumento del glukosestoffwechsel en áreas específicas del cerebro [s58]. Además, la meditación tiene un efecto positivo en los estados psicoafectivos, al reducir el estrés, la ansiedad y los estados de ánimo depresivos, factores asociados con un mayor riesgo de Alzheimer [s58]. Estos efectos podrían deberse a cambios neuroplásticos inducidos por la meditación que contrarrestan los cambios relacionados con la edad en el cerebro [s59]. Por ejemplo, la meditación regular puede aumentar las oscilaciones theta en el cerebro, que juegan un papel importante en los procesos de memoria, especialmente en la organización temporal de la memoria episódica [s59]. Además, la meditación fomenta una forma especial de atención que permite una acción no reactiva en la vida cotidiana: en lugar de reaccionar impulsivamente a los estímulos, los meditadores pueden actuar de manera más consciente y reflexiva [s59]. El fortalecimiento de la conectividad en el hipocampo, una región cerebral central para los procesos de memoria, subraya el efecto integrador de la meditación en la red neuronal [s59]. La meditación también puede tener efectos positivos en el sistema inmunológico y en los procesos inflamatorios, entre otros, mediante la reducción de citoquinas [s57]. Además, puede atenuar la actividad de la amígdala, lo que puede llevar a una disminución de los síntomas de ansiedad y depresión [s57]. Por lo tanto, la meditación puede ser una herramienta valiosa para mejorar la salud mental y el bienestar general, y ya se utiliza en el tratamiento de diversos problemas psicológicos, como trastornos de ansiedad, depresión y trastorno de estrés postraumático [s57]. También puede aliviar enfermedades físicas como la hipertensión, la diabetes y la fibromialgia [s57]. Además, puede mejorar la calidad de vida, fomentar las relaciones sociales e incluso aumentar la longitud de los telómeros, lo que puede contribuir a un proceso de envejecimiento más saludable [s57]. Quienes comienzan a meditar podrían iniciar con una simple meditación de respiración: enfóquese en el ritmo natural de su respiración, sin cambiarlo. Si la mente divaga, redirija suavemente su atención hacia la respiración. Este ejercicio puede ayudar a permanecer en el momento presente y a percibir pensamientos y sentimientos de manera más consciente.

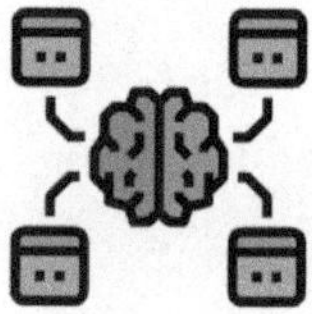

Bueno saber

cambios neuroplásticos

Los cambios neuroplásticos describen la capacidad del cerebro para cambiar y adaptarse a través de experiencias y aprendizaje. La meditación puede fomentar esta capacidad de adaptación y apoyar la formación de nuevas conexiones neuronales.

estados psicoafectivos

Los estados psicoafectivos se refieren a la interacción entre emociones, pensamientos y comportamientos. La meditación puede ayudar a regular estos estados y fomentar el bienestar emocional.

meditación de respiración

La meditación de respiración es una técnica de meditación que dirige la atención hacia la respiración para calmar la mente y mejorar la concentración. Puede ayudar a reducir el estrés y agudizar la autoconciencia.

memoria episódica

La memoria episódica almacena experiencias y eventos personales. La meditación puede mejorar la función de la memoria episódica y facilitar el recuerdo de eventos pasados.

sustancia gris

La sustancia gris en el cerebro está compuesta principalmente por cuerpos celulares neuronales y juega un papel crucial en el procesamiento de la información. La meditación puede influir positivamente en el volumen de sustancia gris en ciertas regiones cerebrales.

Técnicas de meditación para el bienestar mental

Distribución del tiempo de diferentes prácticas de meditación.

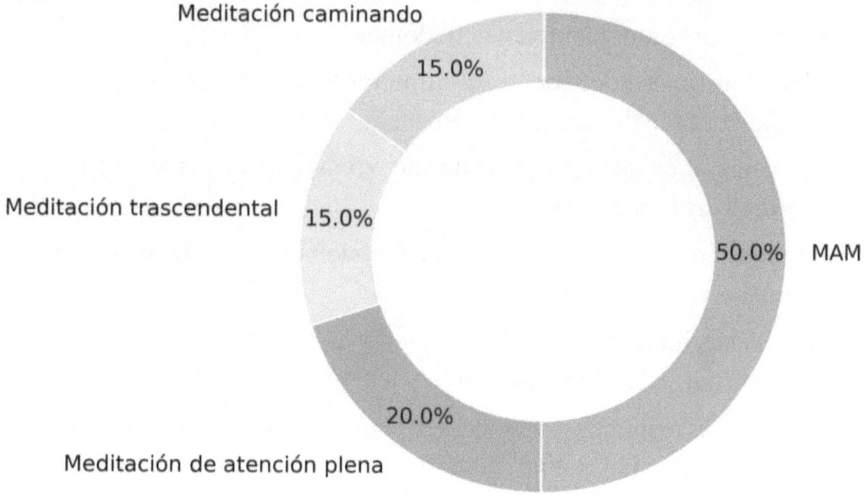

MAM: Meditación de Adoración Espiritual MAP: Meditación de atención plena
MC: Meditación caminando MT: Meditación trascendental

La meditación de atención plena ocupa la mayor parte del tiempo, lo que sugiere su papel destacado en la reducción del estrés y la mejora del enfoque. Si bien la Meditación de Adoración Espiritual y la Meditación Trascendental representan segmentos más pequeños, es probable que contribuyan a beneficios específicos como la regulación emocional (Meditación de Adoración Espiritual) y la relajación profunda (Meditación Trascendental). La inclusión de la meditación caminando agrega un componente físico y de movimiento consciente a la práctica general.

Consejos concretos

- Conecte su ritmo respiratorio con sus pasos al caminar.
- Respire profundamente al subir escaleras y exhale lentamente al bajar.
- Sienta en el yoga cómo su respiración hace que sus movimientos fluyan con más suavidad.
- Dirija su atención a los grupos musculares que se relajan al estirarse y respire profundamente en el abdomen.
- Modifique conscientemente su ritmo respiratorio: por ejemplo, exhale el doble de tiempo que inhale.
- Murmure al exhalar para percibir las vibraciones en su cuerpo y profundizar la relajación.
- Respire lenta y profundamente en el abdomen antes de dormir para calmarse y favorecer el sueño.
- Al inhalar, imagine que está inhalando calma y serenidad, y al exhalar, que está liberando estrés y tensión.
- Observe su respiración mientras espera en la parada de autobús o está atrapado en el tráfico, para integrar momentos breves de relajación en su rutina diaria.
- Establezca un "ancla de respiración", como un objeto o una imagen, que le recuerde respirar conscientemente.
- Conecte sus ejercicios de respiración con un pensamiento positivo o un mantra para elevar su estado de ánimo.
- Respire conscientemente en diferentes regiones del cuerpo al meditar, para mejorar la percepción corporal.
- Desarrolle su ritual personal de respiración, que practique a diario, para fortalecer su capacidad de relajación.

Revisión - 2. Ejercicio y aptitud mental

El movimiento y la aptitud mental están estrechamente vinculados. La actividad física regular no solo promueve su salud física, sino que también tiene un efecto positivo en su rendimiento cognitivo, su manejo del estrés y su bienestar general. Al estimular la circulación, llega más oxígeno al cerebro, lo que mejora la concentración, la memoria y los procesos de pensamiento. Al mismo tiempo, el ejercicio libera endorfinas, que elevan su estado de ánimo y reducen el estrés. Un estilo de vida activo es, por lo tanto, una inversión en su salud mental y física.

Para aprovechar al máximo los efectos positivos del ejercicio en su aptitud mental, se recomienda un programa de entrenamiento variado. Integre entrenamiento de resistencia como correr, nadar o andar en bicicleta para fortalecer su función cardiovascular y optimizar el suministro de oxígeno al cerebro. Complementelo con entrenamiento de fuerza para fortalecer su musculatura y mejorar su postura. Especialmente importantes para la aptitud mental son los ejercicios de coordinación como el yoga, el tai chi o el entrenamiento de equilibrio. Estos fomentan la percepción corporal, la capacidad de reacción y la flexibilidad cognitiva. Incluso breves sesiones de movimiento en la vida cotidiana, como subir escaleras en lugar de usar el ascensor o dar un paseo durante la pausa del almuerzo, pueden hacer una diferencia notable.

Además del movimiento físico, las técnicas de relajación también juegan un papel importante en su aptitud mental. Ejercicios de respiración, meditación o relajación muscular progresiva le ayudan a reducir el estrés, enfocar sus pensamientos y encontrar su calma interior. Integre estas prácticas regularmente en su vida diaria para fortalecer su resiliencia mental y mejorar su capacidad de concentración. Especialmente en tiempos de alta carga, estas técnicas pueden ayudarle a enfrentar los desafíos con mayor serenidad y mantener su rendimiento. Experimente con diferentes métodos para descubrir cuál se adapta mejor a usted y le brinda mayor relajación.

Implementar un estilo de vida activo y consciente puede ser un desafío al principio. Integre el movimiento y la relajación gradualmente en su vida diaria y establezca metas realistas. Elija un deporte que le guste o únase a un grupo para aumentar la motivación. Incluso pequeños cambios en la vida cotidiana, como programar conscientemente fases de movimiento y relajación, pueden tener un gran impacto. Sea paciente consigo mismo y celebre sus éxitos para mantener su motivación a largo plazo. Una mente sana en un cuerpo sano es un objetivo deseable que puede lograrse con las estrategias adecuadas y un poco de perseverancia. Invierta en su salud: ¡vale la pena!

3. Prevención de enfermedades neurodegenerativas

¿Qué pasaría si pudiéramos contrarrestar activamente el proceso de envejecimiento de nuestro cerebro? La investigación muestra que las estrategias nutricionales adecuadas pueden reducir significativamente el riesgo de limitaciones cognitivas. La ciencia de la nutrición moderna abre nuevas perspectivas para el mantenimiento a largo plazo de la salud cerebral, desde la infancia hasta la vejez. A través de una nutrición específica, se puede mejorar de manera comprobada la concentración y el rendimiento mental. Las siguientes páginas revelan los componentes más importantes para un cerebro sano y eficiente y muestran cómo puede integrarlos en su vida diaria.

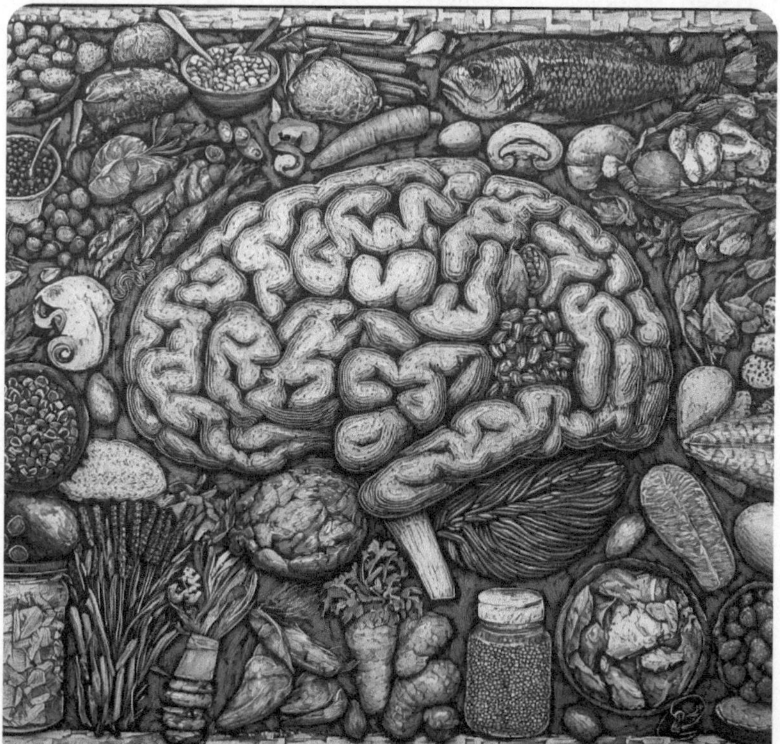

3. 1 Prevención del Alzheimer

El Alzheimer es una de las formas más comunes de demencia y representa un desafío creciente para los sistemas de salud. La enfermedad conduce a una pérdida progresiva de las habilidades cognitivas, afecta masivamente la calidad de vida y genera altos costos sociales. Por lo tanto, las medidas preventivas están adquiriendo cada vez más importancia. La alimentación, el estilo de vida y los programas de actividad específicos juegan un papel crucial para minimizar el riesgo de Alzheimer y mantener la salud cognitiva a largo plazo. Los estudios muestran la relación entre ciertos hábitos alimenticios, la actividad física y mental, y un riesgo reducido de demencia. Descubra en este capítulo cómo puede proteger su cerebro y mantener su rendimiento mental a través de medidas específicas.

Una dieta variada con muchos alimentos diferentes, especialmente frutas, verduras, productos integrales, legumbres, nueces y ácidos grasos insaturados, combinada con ejercicio regular, interacción social y actividad mental, constituye la base para una salud cognitiva a largo plazo y puede reducir significativamente el riesgo de Alzheimer y otras enfermedades neurodegenerativas.

Factores de protección basados en la nutrición

Los factores de protección basados en la nutrición juegan un papel importante en la prevención del Alzheimer y otras discapacidades cognitivas. Los estudios muestran que ciertos patrones dietéticos, como la mediterrane, nórdica, DASH o minddiaet, están asociados con un menor riesgo de demencia [s60]. Estas dietas se caracterizan por un alto contenido de frutas, verduras, granos enteros, legumbres, nueces y ácidos grasos insaturados. Compare su dieta actual con los principios de la dieta MIND: esta recomienda, por ejemplo, el consumo diario de verduras de hoja verde y bayas, que han demostrado tener efectos positivos en la función cognitiva [s61]. Además de la elección del grupo de alimentos, la ingesta de nutrientes específicos también es relevante. Los micronutrientes, especialmente las vitaminas B, la vitamina D y el hierro, son esenciales para la salud cognitiva [s60] [s62]. Los ácidos grasos omega-3, especialmente el DHA, tienen un efecto neuroprotector y pueden reducir el deterioro cognitivo relacionado con la edad [s62]. Los antioxidantes, como los polifenoles en las bayas y los carotenoides en las verduras coloridas, protegen las células cerebrales del estrés oxidativo [s63]. Una alta diversidad alimentaria apoya la adecuada provisión de estos nutrientes importantes y está asociada con un menor riesgo de discapacidades cognitivas [s63]. Por lo tanto, preste atención a una dieta variada que incluya todos los grupos de nutrientes importantes. Además, la salud intestinal está recibiendo cada vez más atención en la investigación. La interacción entre la flora intestinal y la función cerebral, conocida como darmhirnachse, influye en los procesos cognitivos. Las fibras y los probióticos promueven una flora intestinal saludable y pueden, por lo tanto, influir positivamente en la salud cognitiva [s60]. El ayuno intermitente (IF) también puede promover la salud intestinal y tener efectos positivos en la salud cerebral a través del aumento de la producción de cetonas [s64]. Las cetonas sirven como fuente alternativa de energía para el cerebro y pueden apoyar los procesos neuronales [s64]. Los factores de riesgo cardiometabólicos como el sobrepeso, la hipertensión y la diabetes aumentan el riesgo de demencia. Una dieta saludable puede ayudar a minimizar estos factores de riesgo y, por lo tanto, proteger indirectamente la salud cognitiva [s60]. Las medidas preventivas deberían comenzar idealmente en la mediana edad, es decir, a partir de los 40 o 50 años [s60]. Una dieta equilibrada a lo largo de la vida y la prevención de la desnutrición, especialmente en la vejez, son cruciales para mantener las capacidades cognitivas [s63]. También en enfermedades mentales como la depresión, una dieta saludable rica en vitaminas B, zinc, magnesio y ácidos grasos omega-3 puede tener un efecto positivo [s65]. Los probióticos y los prebióticos también muestran efectos psicoprotectores potenciales [s65].

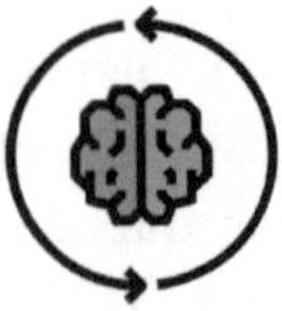

Bueno saber

Ayuno intermitente

El ayuno intermitente (IF) puede promover la reparación celular en el cerebro y estimular la producción de factores de crecimiento que apoyan la función cognitiva.

Antioxidantes

Los antioxidantes como los polifenoles y los carotenoides protegen las células cerebrales de daños causados por radicales libres y estrés oxidativo, que pueden contribuir a discapacidades cognitivas.

Factores de riesgo cardiometabólicos

Los factores de riesgo cardiometabólicos como la hipertensión, la diabetes y el sobrepeso aumentan el riesgo de discapacidades cognitivas y demencia. Una dieta y un estilo de vida saludables pueden ayudar a minimizar estos factores de riesgo.

Micronutrientes

Los micronutrientes como las vitaminas B, la vitamina D y el hierro juegan un papel crucial en la función nerviosa y la protección contra el estrés oxidativo, que puede causar daños cognitivos.

Polifenoles

Los polifenoles son un grupo de antioxidantes que se encuentran en las plantas, especialmente en las bayas, y tienen propiedades antiinflamatorias y neuroprotectoras que apoyan la función cognitiva.

Factores Dietéticos Protectores contra el Alzheimer

Distribución de los factores dietéticos relacionados con la prevención del Alzheimer.

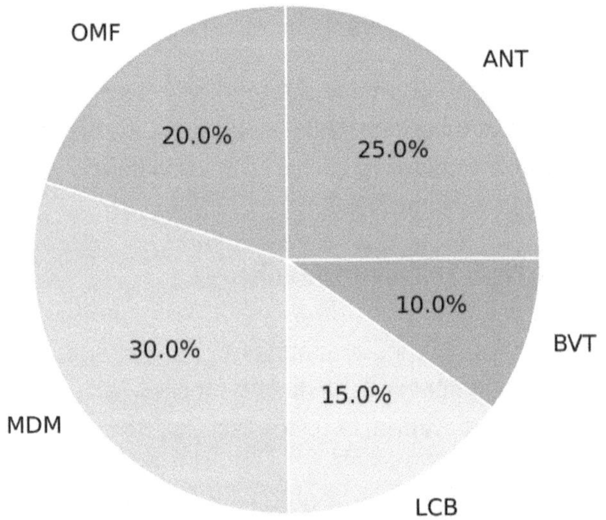

ANT: Antioxidantes (Vitaminas C y E, Bayas)

LCB: Bajo en Carbohidratos/Alto en Grasas Saludables (Aguacate, Nueces)

OMF: Ácidos Grasos Omega-3 (Pescado, Linaza)

BVT: Vitaminas B (Verduras de Hoja Verde, Legumbres)

MDM: Dieta Mediterránea (Frutas, Verduras, Aceite de Oliva)

Este gráfico destaca la importancia relativa de varios factores dietéticos para reducir potencialmente el riesgo de Alzheimer. Un enfoque equilibrado que incorpore elementos de cada categoría probablemente ofrezca la protección más completa. Si bien las contribuciones individuales varían, el gráfico enfatiza el efecto sinérgico de estos factores que trabajan juntos para una salud cerebral óptima.

Modificación del estilo de vida

Las modificaciones del estilo de vida contribuyen significativamente a la prevención de deterioros cognitivos, especialmente en el contexto de enfermedades neurodegenerativas como el Alzheimer. Además de la nutrición discutida en el capítulo anterior, la actividad física, el entrenamiento cognitivo y el manejo de los factores de riesgo cardiometabólicos juegan un papel importante. El ejercicio regular, ya sea a través de deportes de resistencia como correr o nadar, o mediante entrenamiento de fuerza, mejora la circulación sanguínea en el cerebro y promueve la neuroplasticidad, es decir, la capacidad del cerebro para adaptarse y formar nuevas conexiones [s66] [s67]. Esta adaptabilidad tiene un efecto positivo en funciones cognitivas como la memoria y la capacidad de aprendizaje. También, el entrenamiento cognitivo específico, comparable al aprendizaje de un instrumento o un nuevo idioma, mantiene el cerebro activo y puede contrarrestar los procesos de deterioro cognitivo. Otro aspecto se refiere a los factores de riesgo cardiometabólicos. La hipertensión, los niveles elevados de colesterol y el diabetes mellitus tipo 2 no solo afectan la salud cardiovascular, sino que también aumentan el riesgo de deterioro cognitivo y demencia [s68]. A través de una combinación de una dieta adecuada, ejercicio regular y, si es necesario, terapia farmacológica, estos factores de riesgo pueden ser controlados de manera efectiva. Un ejemplo de esto sería reducir el consumo diario de alimentos altamente procesados con alto contenido de grasa y azúcar y reemplazarlos por alternativas ricas en fibra, para influir positivamente tanto en los niveles de azúcar en sangre como en el colesterol [s69]. Esto no solo tiene un efecto preventivo sobre las enfermedades cardiometabólicas, sino que también apoya la salud cognitiva. Además de estos factores, el consumo de tabaco y alcohol también influye en el rendimiento cognitivo. La nicotina y el alcohol afectan negativamente a las células cerebrales y a los vasos sanguíneos, lo que puede llevar a pérdidas cognitivas [s69]. Por lo tanto, un consumo moderado de alcohol y la evitación del consumo de cigarrillos son componentes importantes de un estilo de vida preventivo. Finalmente, la interacción social también juega un papel. El intercambio social regular y el mantenimiento de relaciones tienen un efecto positivo en la salud cognitiva y pueden reducir el riesgo de deterioro cognitivo [s69]. La participación activa en actividades sociales, el voluntariado o el mantenimiento de pasatiempos contribuyen a cultivar contactos sociales y mantener el cerebro mentalmente ágil. Las modificaciones del estilo de vida descritas no solo contribuyen a la prevención del Alzheimer, sino que también promueven la salud y el bienestar general. Especialmente en la vejez, una fase de la vida que a menudo se caracteriza por la fragilidad relacionada con la nutrición, la gestión consciente del estilo de vida es esencial para preservar las funciones cognitivas y permitir un envejecimiento saludable [s70]. La integración temprana de estas medidas, idealmente comenzando en la mediana edad, maximiza el efecto preventivo y contribuye a una salud cognitiva a largo plazo [s71]. La revisión regular del propio estilo de vida y la adaptación a las necesidades y posibilidades individuales son cruciales para lograr los efectos positivos descritos.

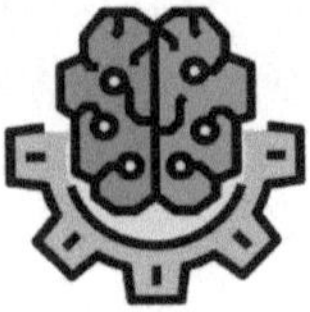

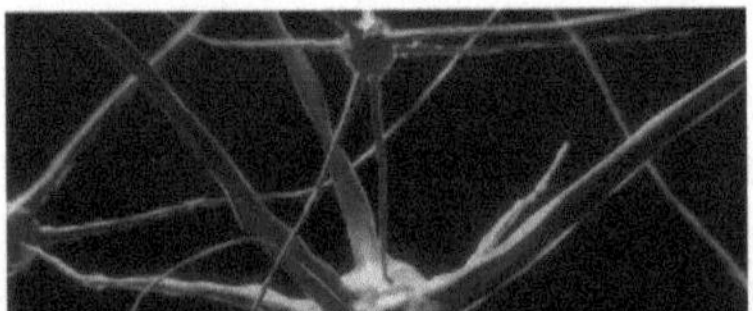

Neuroplasticidad [i20]

Bueno saber

Cardiometabólico

Describe la relación entre la salud cardiovascular y los procesos metabólicos. Los factores de riesgo cardiometabólicos como la hipertensión, la diabetes y los niveles elevados de colesterol pueden aumentar el riesgo de problemas cognitivos.

Neuroplasticidad

La capacidad del cerebro para cambiar y formar nuevas conexiones entre las células nerviosas. Una alta neuroplasticidad es importante para los procesos de aprendizaje y la adaptación a nuevas situaciones. Puede ser promovida a través de la actividad mental y física y juega un papel importante en la protección contra el deterioro cognitivo.

Cognitivo

Se refiere a las habilidades mentales como pensar, aprender, recordar, percibir y resolver problemas. Un estilo de vida saludable puede ayudar a mantener y mejorar las habilidades cognitivas.

Rico en fibra

Alimentos que son ricos en fibra, como los productos integrales, frutas y verduras, promueven la digestión y pueden ayudar a mantener estables los niveles de azúcar en sangre. Un nivel estable de azúcar en sangre es importante para la salud del cerebro.

Influencia del estilo de vida en el riesgo de Alzheimer

Efectos del estilo de vida en la prevención del Alzheimer.

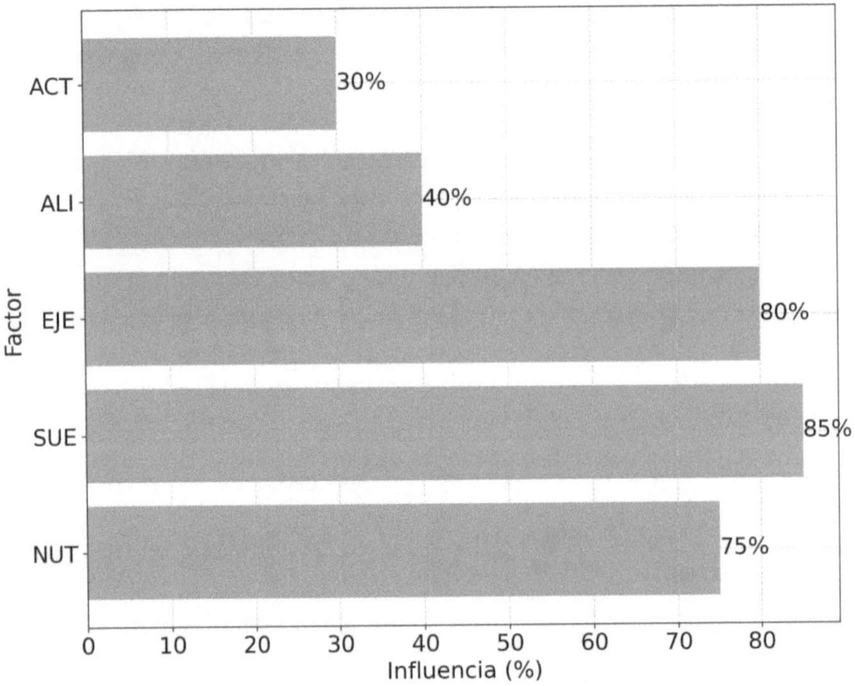

ACT: Actividad mental

ALI: Alimentación

EJE: Ejercicio

NUT: Nutrición

SUE: Sueño

El gráfico ilustra la influencia positiva de varios factores del estilo de vida en la reducción del riesgo de Alzheimer. El ejercicio regular, una dieta equilibrada y la actividad mental contribuyen en mayor medida a la prevención. La reducción del estrés y el sueño suficiente también juegan un papel importante, pero con menor influencia en comparación con los otros factores.

Programas de actividad

Los programas de actividad dirigidos ofrecen diversas oportunidades para promover la salud cognitiva y contrarrestar el deterioro relacionado con la edad. El ejercicio físico, adaptado a las condiciones individuales, tiene un efecto positivo en las funciones cerebrales al mejorar la circulación sanguínea y estimular la formación de nuevas conexiones neuronales, conocida como neuroplastizitaet [s72]. Un paseo por el parque, nadar regularmente o incluso la jardinería pueden contribuir de manera valiosa. Lo decisivo es la regularidad y una intensidad adecuada para cada persona, ya que un esfuerzo excesivo también puede ser contraproducente [s72]. Además de la actividad física, las actividades cíclicas también ofrecen efectos positivos. Estudios en ratones muestran que tales ciclos pueden reducir el deterioro cognitivo y tener un efecto positivo en la patología del Alzheimer al modular la actividad de las microglías, las células inmunitarias del cerebro [s73]. Aunque la investigación aún está en sus inicios, estos resultados sugieren que las actividades cíclicas, como la repetición regular de secuencias de movimiento aprendidas en la vida diaria o en el deporte, también podrían tener efectos protectores sobre la salud cognitiva en los humanos. Otro aspecto importante de los programas de actividad es el componente social. Las actividades conjuntas, como asistir a una clase de baile o participar en un coro, no solo fomentan la agilidad mental, sino que también fortalecen los contactos sociales y tienen un efecto positivo en el bienestar emocional. A través de la combinación de actividad física y mental en un contexto social, los programas de actividad pueden contribuir de manera integral a la prevención de deterioros cognitivos.

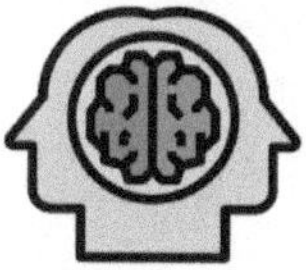

Bueno saber

Actividades cíclicas

Actividades repetidas regularmente que pueden ser tanto de naturaleza física como mental. Pueden ayudar a estabilizar las funciones cognitivas y reducir el riesgo de deterioro cognitivo al estimular la actividad cerebral y promover la neuroplasticidad.

Microglía

Células inmunitarias en el cerebro que juegan un papel importante en la defensa contra patógenos y en la eliminación de restos celulares. Una actividad equilibrada de las microglías es crucial para la salud del cerebro y puede contribuir a la protección contra procesos neurodegenerativos.

Beneficio Cognitivo vs. Nivel de Actividad

Correlación entre los niveles de actividad y el beneficio cognitivo en la prevención del Alzheimer.

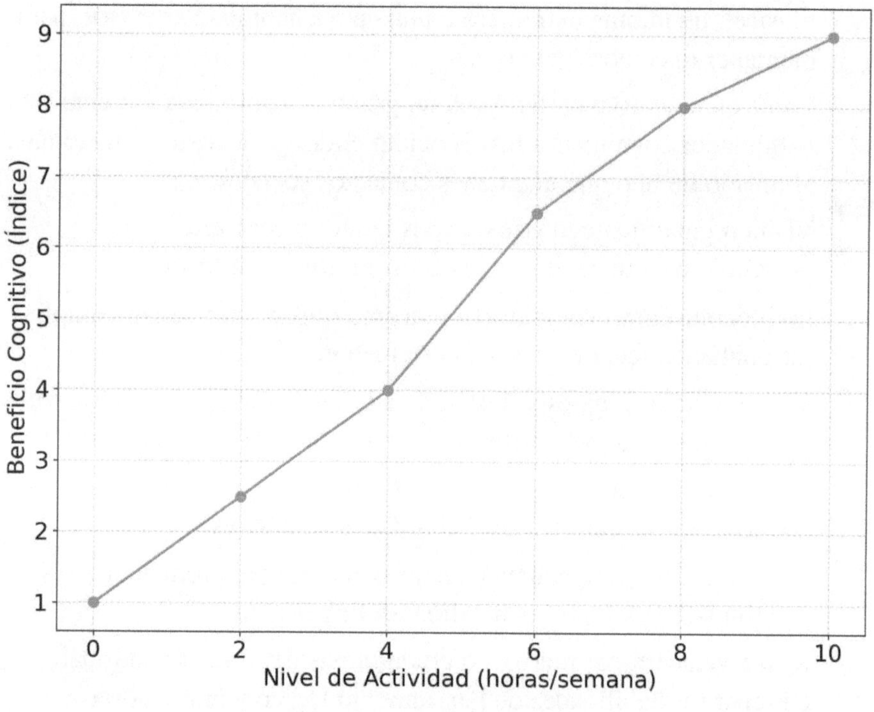

El gráfico muestra una correlación positiva entre el aumento de los niveles de actividad y los beneficios cognitivos. Si bien se observan algunos beneficios en los niveles de actividad más bajos, se observa un aumento significativo en los beneficios con una actividad de moderada a alta. Esto sugiere que la participación regular en actividades estimulantes puede desempeñar un papel crucial en el mantenimiento de la salud cognitiva y la reducción del riesgo de Alzheimer.

Consejos concretos

- Integra ejercicios de memoria de manera lúdica en tu vida diaria, por ejemplo, intentando memorizar los artículos de tu lista mientras haces la compra.
- Cambia regularmente tus rutinas habituales para enfrentar a tu cerebro con nuevos desafíos y fomentar la neuroplasticidad.
- Aprende algo nuevo de forma regular, ya sea un instrumento musical, un idioma extranjero o una nueva habilidad artesanal, para mantener tu cerebro activo.
- Canta en un coro o participa en un grupo de teatro para entrenar tus habilidades cognitivas a través del aprendizaje de textos y melodías, al mismo tiempo que mantienes contactos sociales.
- Visita regularmente museos, exposiciones o conciertos para proporcionar a tu cerebro nuevas impresiones e información.
- Involúcrate como voluntario en un área que te interese para ampliar tus contactos sociales y desafiar tu mente.
- Viaja a nuevos lugares y descubre culturas extranjeras para estimular tu cerebro con nuevos estímulos y entrenar tu flexibilidad mental.
- Lee regularmente libros, periódicos o revistas para ampliar tu conocimiento y entrenar tus habilidades cognitivas.
- Escribe un diario o redacta poemas o cuentos para fomentar tu creatividad y mejorar tus habilidades lingüísticas.
- Resuelve acertijos, sudokus o crucigramas de forma regular para entrenar tus habilidades de pensamiento lógico y tu memoria.
- Juega juegos de mesa con amigos o familiares para fomentar tus habilidades de pensamiento estratégico y tu interacción social.

3. 2 Prevención de la demencia

La demencia representa un desafío creciente para la salud individual y social. Las discapacidades cognitivas limitan la autonomía y afectan de manera significativa la calidad de vida. Por lo tanto, las medidas preventivas adquieren importancia para contrarrestar el deterioro progresivo de las habilidades cognitivas. La prevención de la demencia abarca diversas estrategias basadas en hallazgos científicos sobre factores de riesgo y factores protectores. La alimentación, la integración social y la estimulación cognitiva juegan un papel crucial. Además, el estilo de vida también influye en la salud cognitiva en la vejez. Descubra en este capítulo cómo puede mantener su capacidad cognitiva a través de medidas específicas y reducir su riesgo de demencia.

Un enfoque integral con estimulación cognitiva, integración social y un estilo de vida saludable a partir de la mediana edad protege de manera más efectiva contra la demencia.

Estimulación Cognitiva

La estimulación cognitiva abarca actividades mentalmente estimulantes que desafían la capacidad de pensamiento y el procesamiento de información [s74]. Hay evidencia de que esta estimulación puede ayudar a mantener las funciones cognitivas o ralentizar su deterioro [s74]. Un aspecto importante es la reserva cognitiva, que se construye a través de la educación y el aprendizaje a lo largo de la vida [s74]. Esta reserva puede aumentar la resiliencia del cerebro frente a cambios relacionados con la edad o enfermedades [s74]. Las actividades sociales y cognitivas también contribuyen a la estimulación cognitiva y pueden reducir el riesgo de demencia [s75]. Una persona que participa regularmente en discusiones estimulantes o aprende nuevos pasatiempos como el ajedrez o un instrumento musical entrena activamente sus habilidades cognitivas. Los factores de estilo de vida como la alimentación, el ejercicio y la interacción social influyen significativamente en la salud cognitiva en la vejez [s75]. La actividad física promueve procesos neuronales como la neurogénesis, la sinaptogénesis y la angiogénesis, que conducen a cambios estructurales y funcionales positivos en el cerebro [s76]. Estos cambios pueden reducir el riesgo de deterioro cognitivo y demencia, al tiempo que mejoran la memoria y las funciones ejecutivas [s76]. Un enfoque preventivo que considere tanto la alimentación como la estimulación cognitiva puede preservar las funciones cognitivas de manera más efectiva, comenzando ya en la mediana edad [s75]. Una dieta rica en compuestos bioactivos de alimentos vegetales, especialmente la mediterrane_ernaehrung, se asocia con un menor riesgo de demencia y un mejor rendimiento cognitivo en la vejez [s77]. Las sustancias bioactivas pueden promover procesos neuroplásticos y neurogénicos que influyen positivamente en las funciones cognitivas [s77]. La dieta MIND, una variante de la dieta mediterránea, también muestra efectos positivos en la función cognitiva [s78]. Además, los mikronaehrstoffe como la vitamina D y las vitaminas B (B12 y B3) desempeñan un papel protector contra la demencia [s78]. Aunque los programas de entrenamiento cognitivo parecen prometedores para mejorar la memoria y la velocidad de procesamiento, aún falta la confirmación a través de grandes estudios controlados aleatorios [s74]. Actualmente, no existen "juegos cerebrales" o "ejercicios cerebrales" específicos con eficacia comprobada para la salud cerebral [s74]. Los efectos del ayuno intermitente sobre la función cognitiva en personas sanas aún no están claramente definidos y requieren más investigación [s79].

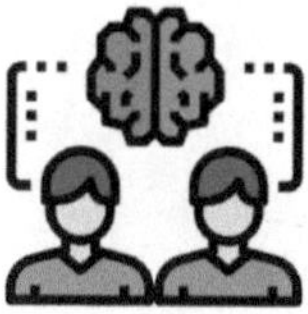

Bueno saber

Funciones Ejecutivas

Incluyen habilidades cognitivas superiores como planificación, organización, resolución de problemas y toma de decisiones. Estas funciones son importantes para el control de acciones orientadas a objetivos y la adaptación a nuevas situaciones.

Reserva Cognitiva

Describe la resiliencia del cerebro frente a daños y cambios relacionados con la edad. Una alta reserva cognitiva puede ayudar a minimizar los efectos de los daños cerebrales y reducir el riesgo de demencia.

Actividades de estimulación cognitiva y eficacia

Eficacia e inversión de tiempo de las actividades de estimulación cognitiva para la prevención de la demencia.

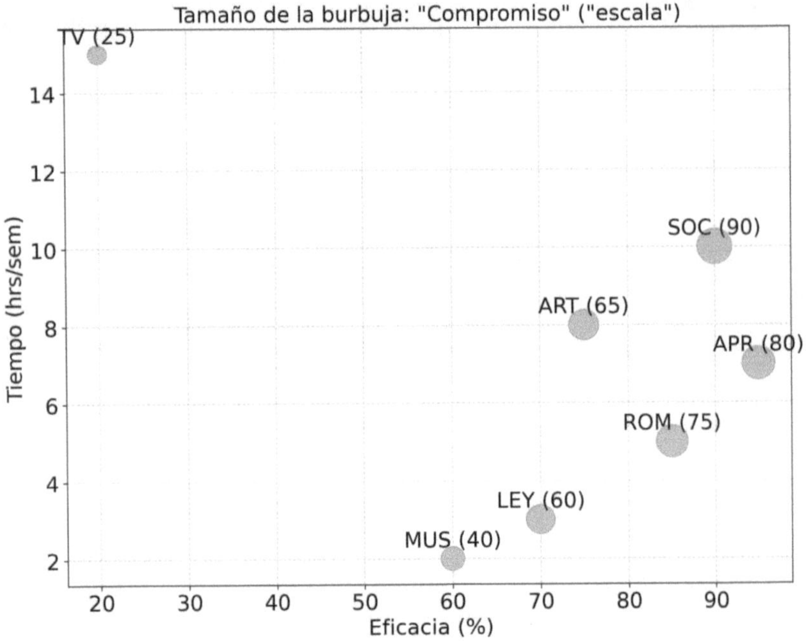

Blasengröße: Compromiso (escala)

APR: Aprender nuevas habilidades

ART: Artes y manualidades

LEY: Lectura/Escritura

MUS: Escuchar música

ROM: Rompecabezas/Juegos

SOC: Interacción social

TV: Ver televisión

Las actividades como los rompecabezas y el aprendizaje de nuevas habilidades muestran una alta eficacia a pesar de una inversión de tiempo moderada. La interacción social, si bien es muy eficaz, puede requerir más tiempo. Las actividades pasivas como ver televisión muestran una baja eficacia incluso con una gran inversión de tiempo. Esto sugiere priorizar las actividades que involucran activamente al cerebro para obtener beneficios cognitivos óptimos.

Integración social

La integración social, el intercambio activo y la participación en la vida comunitaria, promueven la salud mental y actúan de manera preventiva contra las discapacidades cognitivas. Las relaciones sociales cercanas y las interacciones regulares tienen un efecto positivo en la salud mental y pueden reducir el riesgo de demencia [s80]. No solo la cantidad, sino sobre todo la calidad de los contactos sociales es decisiva. Conocimientos superficiales no son suficientes; relaciones profundas y significativas, en las que uno se siente comprendido y apoyado, son esenciales para el bienestar [s80]. Una vida social activa puede cultivarse mediante la participación en actividades comunitarias, como asistir juntos a un servicio religioso o reuniones regulares en clubes [s81]. Estas ofrecen la oportunidad de establecer nuevos contactos, profundizar relaciones existentes y, al mismo tiempo, satisfacer la necesidad de pertenencia y búsqueda de sentido [s81]. La interacción social puede tener lugar en diferentes lugares, ya sea en el centro comunitario, en el club deportivo o en el marco de comidas compartidas. Es importante la participación activa y el cuidado consciente de los lazos sociales para beneficiarse de los efectos positivos en la salud mental. La gratitud por la propia salud, tanto física como mental, puede además aumentar el bienestar y fomentar la motivación para mantener un estilo de vida saludable [s81]. Esto puede lograrse, por ejemplo, mediante la reflexión regular sobre los aspectos positivos de la vida o llevando un diario de gratitud.

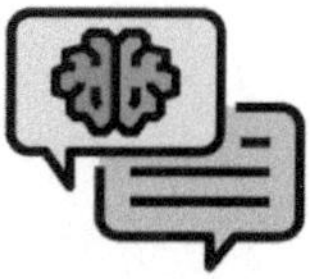

Bueno saber

Discapacidades cognitivas

Describen un deterioro de las capacidades mentales que pueden afectar la memoria, el pensamiento, el lenguaje y el juicio. Una dieta saludable y un estilo de vida activo pueden ayudar a reducir el riesgo de discapacidades cognitivas.

Riesgo de demencia

La probabilidad de desarrollar demencia se ve influenciada por diversos factores, incluidos la predisposición genética, la edad y el estilo de vida. Una dieta equilibrada, ejercicio regular y actividad social pueden reducir el riesgo de demencia.

Impacto de las Actividades Sociales en la Salud Cognitiva

Correlación entre el compromiso social y la función cognitiva

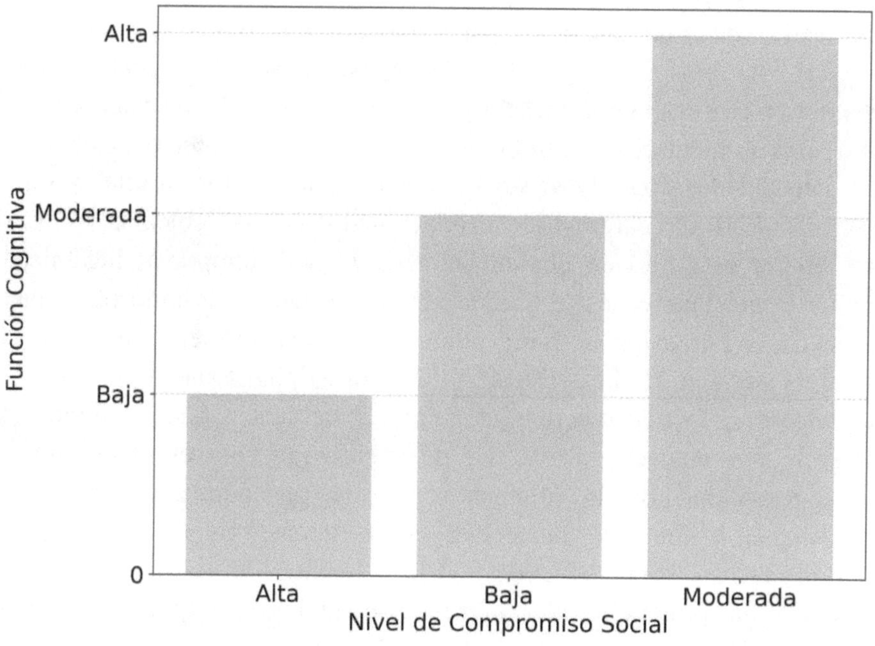

- Alta: Alto Compromiso Social
- Baja: Bajo Compromiso Social
- Mod: Compromiso Social Moderado

Los datos sugieren una fuerte relación positiva entre la interacción social frecuente y mejores resultados cognitivos. Las personas con mayores niveles de compromiso social demuestran una función cognitiva mejorada en varios dominios. Esto destaca la importancia de la actividad social como factor protector contra el deterioro cognitivo y para promover la salud general del cerebro.

Estilo de vida preventivo

El estilo de vida preventivo incluye una serie de medidas que pueden reducir el riesgo de deterioro cognitivo y demencia. Además de los aspectos ya mencionados de estimulación cognitiva e integración social, la configuración consciente del estilo de vida juega un papel crucial. Una dieta rica en frutas frescas, verduras y omegafettsaeuren apoya la salud cerebral y puede disminuir el riesgo de demencia y enfermedades cardiovasculares [s82]. Así, una alimentación equilibrada no solo tiene un efecto positivo en las capacidades cognitivas, sino también en la presión arterial y otros factores de riesgo cardiovascular relacionados con la demencia [s82]. Si se integra este tipo de alimentación de manera temprana, idealmente desde la mediana edad, se pueden obtener beneficios a largo plazo para la salud cognitiva [s83]. Entre otras, se destacan la dieta mediterránea, la dieta nórdica, la dieta DASH y la dieta MIND, todas asociadas con un menor riesgo de deterioro cognitivo y demencia [s83]. También el microbioma, es decir, la totalidad de microorganismos en el intestino y su interacción con la alimentación, está ganando atención en la investigación sobre la demencia, especialmente en relación con el darmhirnachse [s83]. Además de la alimentación, la reducción del estrés y la promoción del bienestar mental son importantes [s84]. Técnicas de relajación como la meditación o el yoga, así como interacciones sociales positivas, pueden ayudar a reducir el estrés y fortalecer la salud mental [s84]. El control de otros factores de riesgo modificables, como la hipertensión, la diabetes y el sobrepeso, también es relevante para la salud cerebral [s84]. La actividad física regular también tiene un efecto positivo en las funciones cognitivas y el bienestar general [s85]. El ejercicio modula los genes y provoca cambios estructurales y funcionales en el cerebro, que pueden prevenir el deterioro cognitivo en la vejez y mejorar la calidad de vida [s85]. Un paseo por el parque, nadar regularmente o andar en bicicleta son solo algunas de las formas de

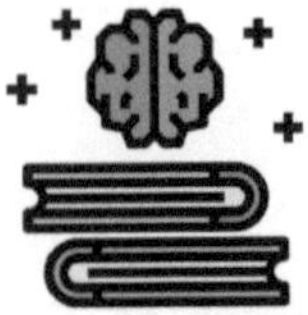

mantenerse físicamente activo y promover la salud cerebral. Un estilo de vida preventivo es un enfoque holístico que abarca diversas áreas de la vida y puede contribuir a una mejor salud cognitiva y a un menor riesgo de demencia a largo plazo.

Factores del estilo de vida para la prevención de la demencia

Impacto de las elecciones de estilo de vida en la salud cerebral.

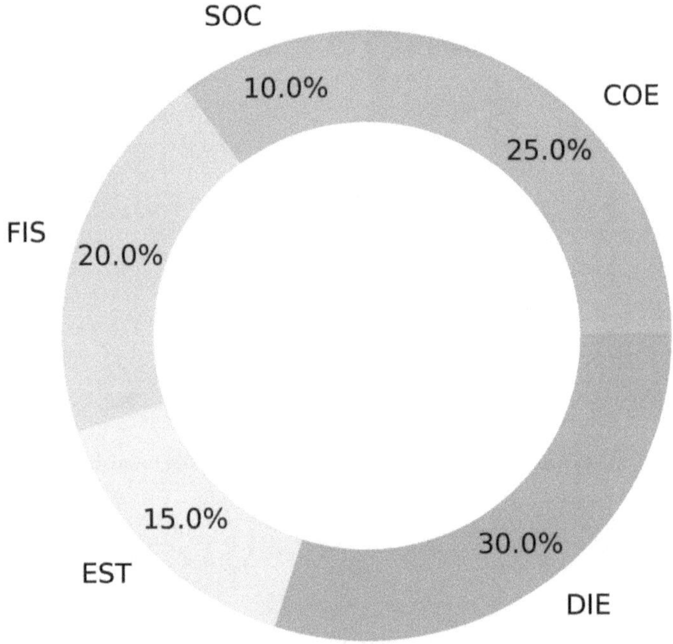

COE: Estimulación cognitiva

EST: Manejo del estrés

SOC: Compromiso social

DIE: Dieta Saludable

FIS: Actividad física

Este gráfico destaca la influencia significativa de varios factores del estilo de vida en el riesgo de demencia. Si bien la genética juega un papel, una gran parte del riesgo se puede modificar mediante elecciones proactivas. Centrarse en áreas como la dieta, el ejercicio y la estimulación cognitiva puede contribuir sustancialmente a mantener la salud cerebral a largo plazo y reducir la probabilidad de desarrollar demencia.

Consejos concretos

- Explora tu ciudad con los ojos de un turista y descubre rincones y historias desconocidas.
- Escribe cartas o postales regularmente a amigos y familiares para mantener tus habilidades de escritura y tus contactos sociales.
- Asiste a una clase de baile y aprende un nuevo estilo de danza para mejorar tu coordinación, tu memoria y tu interacción social.
- Desarrolla un nuevo hábito, como aprender una nueva palabra cada día o memorizar un poema corto.
- Lee un libro en voz alta para entrenar tus habilidades lingüísticas y tu comprensión auditiva.
- Asiste a una conferencia o taller sobre un tema que te interese para ampliar tu conocimiento y obtener nuevas ideas.
- Comienza un hobby creativo, como pintar, hacer cerámica o fotografiar, para fomentar tu motricidad fina y tus procesos de pensamiento creativo.
- Involúcrate en una iniciativa ciudadana o en una asociación para ampliar tus contactos sociales y fortalecer tu sentido de responsabilidad.
- Cuenta a otras personas historias de tu vida o escucha las historias de los demás para entrenar tu memoria y tu capacidad de empatía.
- Pasa tiempo en la naturaleza y observa el entorno para agudizar tus sentidos y fomentar tu atención plena.
- Reflexiona regularmente sobre tus logros de aprendizaje y tus fortalezas personales para aumentar tu autoeficacia y tu bienestar.

3. 3 Manejo del TDAH

El manejo efectivo del TDAH puede mejorar significativamente la calidad de vida y juega un papel importante en la prevención de enfermedades neurodegenerativas. Este capítulo examina la relación entre el TDAH y la salud cognitiva, y analiza cómo estrategias específicas pueden fomentar la concentración y el rendimiento. Se abordan desafíos como los trastornos de concentración y la impulsividad, así como la influencia del entorno en el bienestar. Descubra cómo, a través de una combinación de estrategias nutricionales, ajustes de comportamiento y optimización del entorno, puede gestionar su TDAH con éxito y fortalecer su salud cognitiva a largo plazo.

Una estrategia nutricional bien pensada, rica en ácidos grasos omega-3, antioxidantes y elementos de la dieta mediterránea, puede reducir el riesgo de enfermedades neurodegenerativas y promover la salud cognitiva, especialmente en el caso del TDAH, en combinación con un estilo de vida saludable.

Estrategias nutricionales

Las estrategias nutricionales pueden tener un impacto positivo en el manejo del TDAH. Una dieta equilibrada con suficientes omegafettsaeuren, vitaminas del grupo B, zinc y antioxidantes puede influir positivamente en la salud mental [s86] [s87]. En particular, los ácidos grasos Omega-3 apoyan los procesos cognitivos y pueden ser útiles en el TDAH, mientras que un alto consumo de grasas saturadas puede afectar negativamente el procesamiento cognitivo [s86]. Una combinación de diferentes hábitos alimenticios saludables, incluyendo elementos de la dieta mediterránea, puede contrarrestar los cambios neurodegenerativos y mejorar la función cognitiva [s87]. Este tipo de dieta, rica en frutas, verduras, legumbres, nueces y granos enteros, apoya la salud cognitiva y puede reducir el riesgo de deterioro cognitivo y demencia [s88]. Un desayuno que sacie adecuadamente cada día puede influir positivamente en la atención y la memoria [s88]. Además de los macronutrientes y micronutrientes, la importancia del microbioma intestinal para la salud cognitiva está ganando cada vez más atención [s88]. Probióticos y prebióticos, que se encuentran en alimentos fermentados como el yogur o el chucrut, pueden influir positivamente en la flora intestinal y, por lo tanto, también tener efectos en la salud mental [s87].

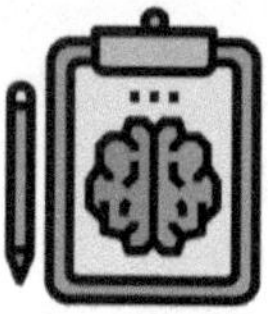

Bueno saber

Ácidos grasos saturados

Ácidos grasos saturados que se encuentran principalmente en productos de origen animal, pueden promover la inflamación en el cuerpo en grandes cantidades, lo que puede afectar negativamente la función cerebral.

Microbioma

La totalidad de todos los microorganismos que habitan en el intestino. El microbioma juega un papel importante en la salud del cuerpo y del cerebro y puede influir en el estado de ánimo y las funciones cognitivas.

Cambios neurodegenerativos

Procesos en el cerebro que conducen a una pérdida progresiva de células nerviosas y pueden afectar las funciones cognitivas. Una dieta saludable puede ayudar a ralentizar o prevenir estos procesos.

Prebióticos

Componentes alimentarios no digeribles que promueven el crecimiento y la actividad de bacterias beneficiosas en el intestino, apoyando así la salud intestinal y el bienestar general.

Probióticos

Microorganismos vivos que, cuando se consumen en cantidades suficientes, pueden tener efectos positivos en la salud al mejorar la flora intestinal y fortalecer el sistema inmunológico.

Proporción de macronutrientes para el control del TDAH

Distribución recomendada de macronutrientes para mejorar la concentración y la atención.

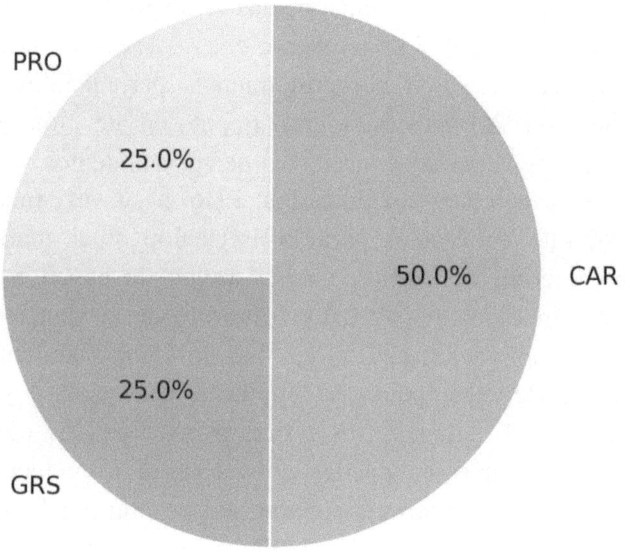

- CAR: Carbohidratos complejos (45-60%)
- GRS: Grasas saludables (25-35%)
- PRO: Proteínas magras (20-30%)

Este gráfico enfatiza la importancia de una ingesta equilibrada de macronutrientes para controlar los síntomas del TDAH. Una porción sustancial de calorías de carbohidratos complejos proporciona una liberación sostenida de energía, lo que minimiza las fluctuaciones del azúcar en la sangre que pueden exacerbar la falta de atención y la hiperactividad. Las proteínas adecuadas apoyan la producción de neurotransmisores y la función cognitiva. Las grasas saludables, en particular los ácidos grasos omega-3, son cruciales para la salud del cerebro y la reducción de la inflamación. Este equilibrio tiene como objetivo optimizar la función cerebral y mitigar los desafíos del TDAH.

Adaptación del comportamiento

La adaptación del comportamiento representa un aspecto importante en el manejo del TDAH. Requiere la capacidad de autorregulación, que permite gestionar de manera adaptativa la atención, las emociones, la cognición y el comportamiento [s89]. Las intervenciones basadas en la atención plena pueden ayudar a reducir comportamientos perjudiciales y fomentar la autorregulación. A través del entrenamiento en atención plena, se puede entrenar la percepción consciente de pensamientos, sentimientos y sensaciones corporales sin juzgarlos. Esto, a su vez, mejora el control cognitivo, que es crucial para la iniciación y el mantenimiento de cambios de comportamiento, ya que regula la atención y modula las reacciones emocionales [s89]. El desarrollo de la atención plena puede aumentar la motivación para el cambio de comportamiento al influir en los procesos de recompensa, el aprendizaje asociativo y la formación de hábitos [s89]. Además, los procesos relacionados con uno mismo, como la autocompasión, pueden apoyar la autorregulación y aumentar la motivación para comportamientos que promueven la salud [s89]. La terapia cognitivo-conductual (TCC) ofrece otro enfoque para la adaptación del comportamiento. La TCC ayuda a eliminar comportamientos evitativos y orientados a la seguridad que impiden la autocorrección de creencias erróneas y fomenta un pensamiento más equilibrado para mejorar la gestión del estrés [s90]. La investigación futura debería examinar la duración de los efectos de la TCC y la intensidad óptima del tratamiento [s90]. Métodos de tratamiento más recientes, como el neurofeedback, entrenamientos cognitivos y neuromodulación, también están siendo investigados para comparar la eficacia de diferentes enfoques de tratamiento para diversos síntomas del TDAH [s91].

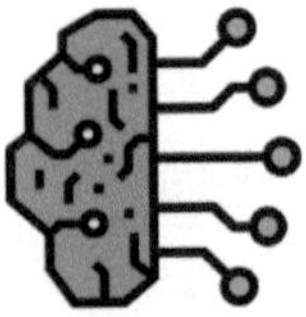

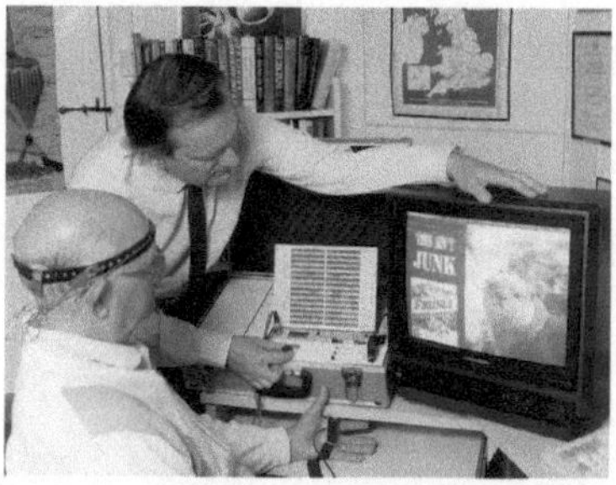

Neurofeedback [i21]

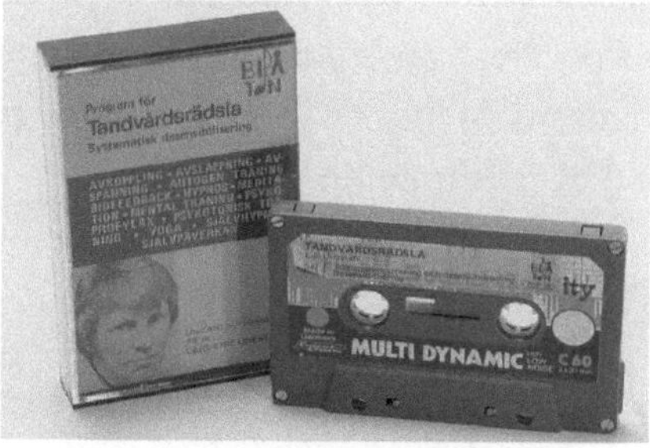

Entrenamiento cognitivo [i22]

Bueno saber

Control cognitivo

Capacidad para dirigir de manera intencionada pensamientos, atención y acciones. Un suministro óptimo de nutrientes al cerebro juega un papel crucial en el control cognitivo y puede mejorarse mediante una dieta específica.

Entrenamiento en atención plena

Ejercicios para entrenar la atención plena, que fomentan la percepción consciente de pensamientos, sentimientos y sensaciones corporales. En combinación con una dieta adaptada al cerebro, el entrenamiento en atención plena puede mejorar la concentración y el rendimiento.

Entrenamientos cognitivos

Ejercicios específicos para mejorar habilidades cognitivas como la memoria, la atención y la concentración. Una dieta equilibrada, rica en nutrientes esenciales para el cerebro, puede apoyar adicionalmente la efectividad de los entrenamientos cognitivos.

Neuromodulación

Técnicas para influir en la actividad nerviosa, por ejemplo, mediante estimulación eléctrica o magnética. En combinación con una dieta adaptada a la salud cerebral, la neuromodulación puede mejorar la función cognitiva y el bienestar mental.

Impacto de las intervenciones

Eficacia de las intervenciones para el TDAH

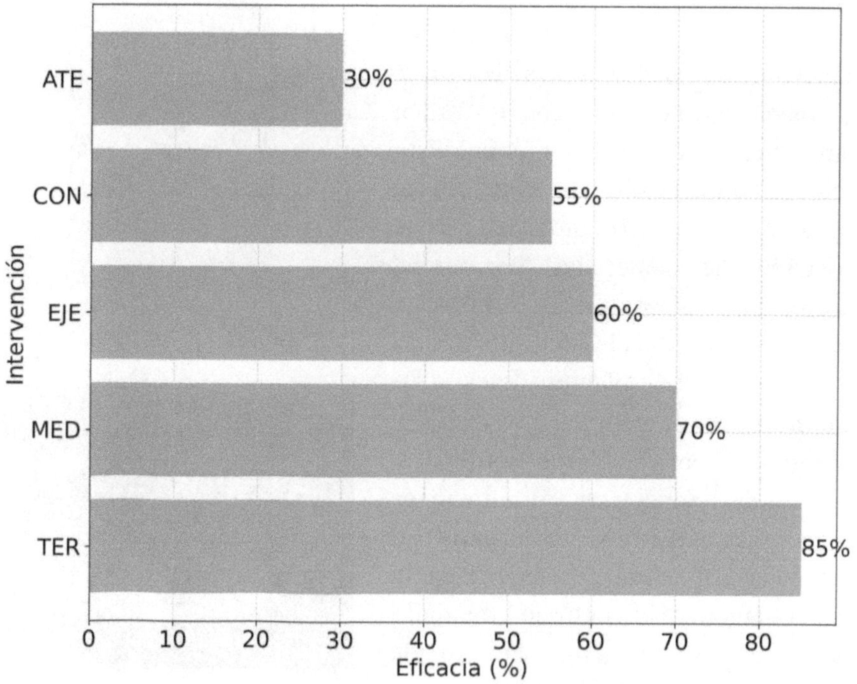

ATE: Atención plena

CON: Terapia conductual

EJE: Ejercicio

MED: Medicamentoso

TER: Cambio de dieta

El gráfico de barras horizontales visualiza la eficacia relativa de diferentes intervenciones en el manejo del TDAH. El cambio de dieta muestra el mayor efecto, seguido de la terapia conductual. El tratamiento farmacológico y el entrenamiento de atención plena muestran una eficacia moderada, mientras que el ejercicio tiene el menor impacto.

Optimización del entorno

El diseño del entorno juega un papel crucial en la gestión del TDAH, promoviendo la concentración y reduciendo las distracciones. Un lugar de trabajo estructurado con un orden claro puede facilitar el enfoque. Esto incluye tanto la organización física, como un escritorio ordenado y la provisión de materiales necesarios, como la estructuración temporal mediante el establecimiento de rutinas y el uso de planificadores. La minimización de estímulos visuales y acústicos, como colores brillantes, ruidos de fondo o decoraciones innecesarias, también contribuye a crear una atmósfera que favorezca la concentración. Un entorno tranquilo puede lograrse mediante el uso de auriculares con cancelación de ruido o eligiendo un lugar de trabajo con poco ruido. La iluminación también juega un papel importante: la luz natural es ideal, mientras que la luz artificial debe ser antideslumbrante y elegida con un brillo adecuado. Muebles ergonómicos, como una silla cómoda y un escritorio a la altura correcta, pueden prevenir molestias físicas y así apoyar aún más la concentración. La estructuración de la vida diaria mediante rutinas fijas, como horarios establecidos para trabajar, descansar y dormir, proporciona orientación y reduce la fatiga de decisiones. El uso de ayudas visuales como listas de tareas, calendarios

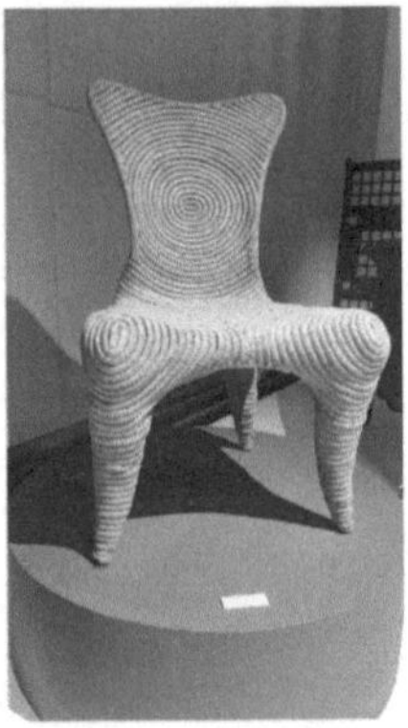

Muebles ergonómicos [i23]

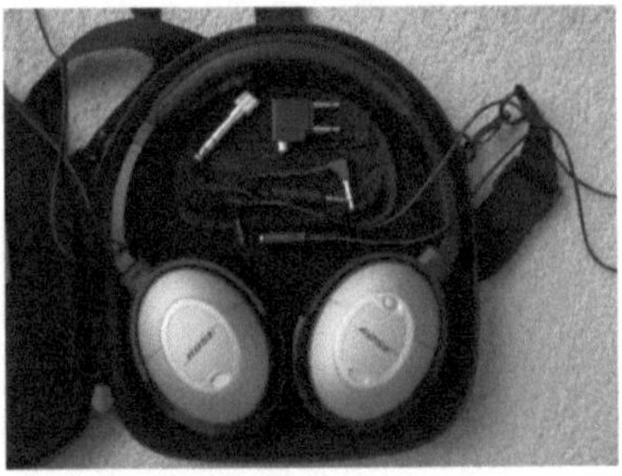

Auriculares con cancelación de ruido [i24]

o temporizadores puede mejorar la organización y la gestión del tiempo. Aunque los dispositivos digitales pueden ser útiles, también representan una fuente potencial de distracción. El uso consciente, como desactivar notificaciones o utilizar aplicaciones para bloquear ciertos sitios web, puede aumentar la capacidad de concentración. Las pausas son esenciales para mantener la atención y evitar la fatiga mental. Pausas cortas y regulares, de aproximadamente cinco minutos por hora, en las que se puede mover, estirar o tomar aire fresco, pueden aumentar la productividad y el bienestar. El diseño del entorno social también es relevante. La comunicación abierta con familiares, amigos y colegas sobre las propias necesidades puede llevar a una mayor comprensión y apoyo. En la escuela o en el lugar de trabajo, se pueden hacer acuerdos con maestros o supervisores para permitir ajustes individuales, como tiempo adicional para tareas o la posibilidad de trabajar en un entorno más tranquilo. La gestión activa del entorno, ya sea física, temporal o social, contribuye significativamente a enfrentar los desafíos del TDAH y a mejorar la concentración, la productividad y el bienestar general. Un entorno adaptado a las necesidades individuales puede facilitar la vida diaria y ayudar a los afectados a alcanzar su máximo potencial. Por ejemplo, el uso de carpetas de colores para diferentes materias escolares o proyectos puede mejorar la organización y facilitar la localización de documentos. La integración de estas estrategias en la vida cotidiana requiere ajustes y esfuerzos continuos, pero puede llevar a una mejora significativa en la calidad de vida a largo plazo.

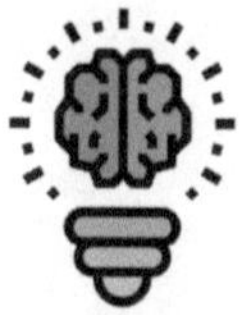

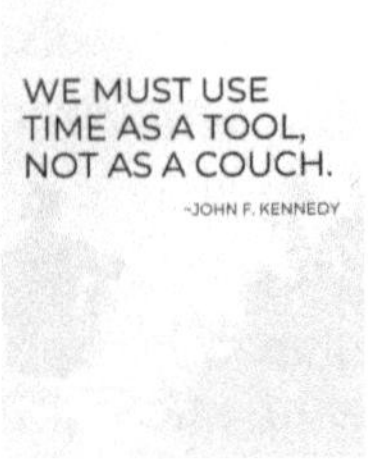

Gestión del tiempo [i25]

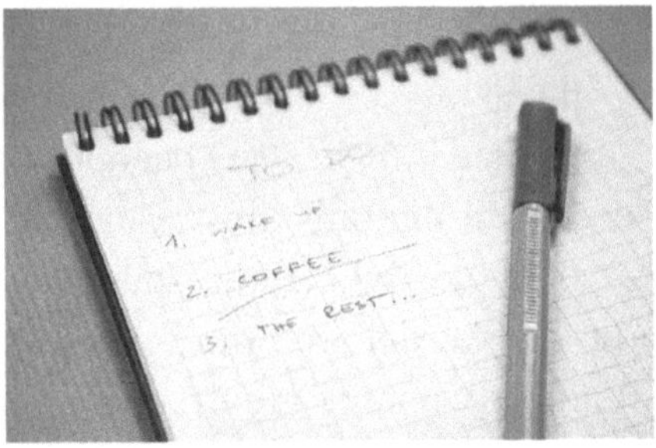

Lista de tareas [i26]

Bueno saber

Auriculares con cancelación de ruido

Auriculares que reducen activamente los ruidos ambientales para crear un ambiente de trabajo más tranquilo y así fomentar la concentración.

Ayudas visuales

Elementos visuales de apoyo como listas de tareas, calendarios o temporizadores que mejoran la organización y la gestión del tiempo al presentar la información de manera clara y facilitar la planificación.

Gestión del tiempo

Métodos y estrategias para la planificación y organización efectiva del tiempo disponible, para realizar tareas de manera eficiente y reducir el estrés. Esto puede ser apoyado mediante el uso de planificadores, listas de tareas y temporizadores.

Muebles ergonómicos

Muebles diseñados específicamente que apoyan al cuerpo en una postura natural para evitar tensiones y dolores, mejorando así la concentración. Ejemplos incluyen escritorios ajustables en altura y sillas ergonómicas.

Impacto de los factores ambientales en el manejo del TDAH

Influencia del entorno en el enfoque y la productividad

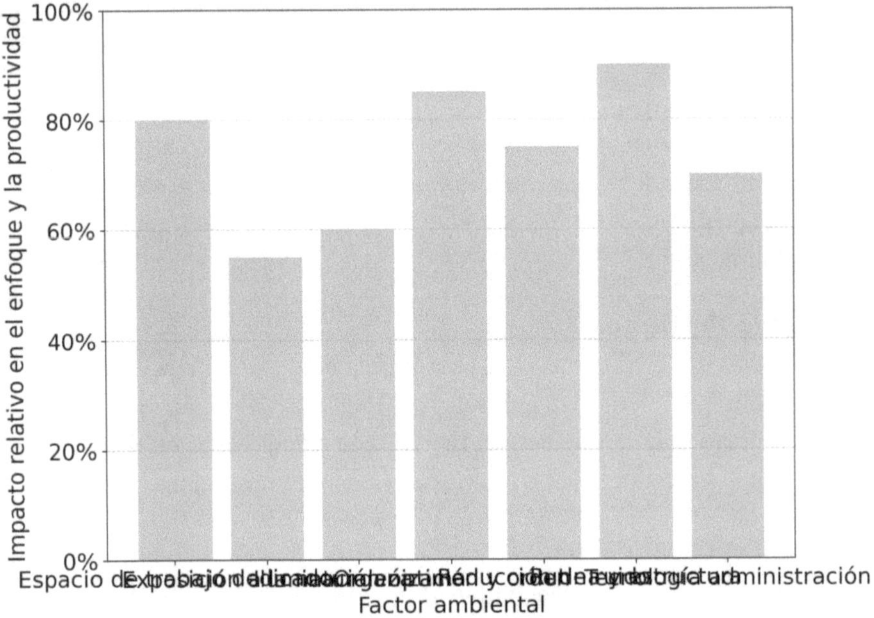

Ilum: Iluminación óptima

Org: Organización y orden

Rut: Rutina y estructura

TrabEsp: Espacio de trabajo dedicado

Nat: Exposición a la naturaleza

ReducRuid: Reducción de ruido

TecAdm: Tecnología administración

Este gráfico destaca el impacto significativo de los ajustes ambientales en el manejo del TDAH. Un entorno estructurado, la reducción del desorden y las distracciones, junto con la optimización de los niveles de iluminación y sonido, contribuyen demostrablemente a mejorar el enfoque y la productividad. Si bien las respuestas individuales varían, los datos sugieren que la modificación proactiva del entorno puede ser una herramienta valiosa para controlar los síntomas del TDAH y mejorar el bienestar general.

Consejos concretos

- Mejore su concentración a través de la percepción consciente de aromas como limón o romero durante su trabajo.
- Aproveche el poder de la música: Escuche beats binaurales o sonidos de la naturaleza para fomentar su concentración y relajación.
- Incorpore breves pausas de movimiento en su rutina diaria, en las que, por ejemplo, salte sobre una pierna o dibuje un ocho acostado con los ojos.
- Cree un ritual personal antes de tareas que requieren concentración: encienda una vela o beba un té específico para prepararse mentalmente para el trabajo.
- Varíe su entorno de trabajo: trabaje en diferentes lugares para fomentar su flexibilidad mental y encontrar nueva inspiración.
- Utilice la tecnología de manera efectiva: programe recordatorios para citas o tareas importantes en su smartphone o smartwatch.
- Visualice sus metas y logros para fortalecer su motivación y confianza en sí mismo.
- Lleve un diario de gratitud: anote diariamente tres cosas por las que esté agradecido para aumentar su actitud positiva y bienestar.
- Entrene su autocontrol de manera lúdica: integre pequeños desafíos en su vida diaria, como hablar conscientemente más despacio o comprar solo lo necesario al hacer la compra.
- Reflexione al final del día sobre sus logros y desafíos para optimizar sus procesos de aprendizaje y valorar sus progresos.
- Busque un "compañero de responsabilidad" con quien discutir sus progresos y metas, y motivarse mutuamente.

Revisión - 3. Prevención de enfermedades neurodegenerativas

La prevención de enfermedades neurodegenerativas, especialmente la demencia, está cobrando cada vez más importancia a medida que aumenta la esperanza de vida. Es alentador saber que, a través de un estilo de vida dirigido, puede contribuir activamente a la salud de su cerebro y reducir el riesgo de deterioro cognitivo. Esto requiere un enfoque holístico que considere la alimentación, el ejercicio, la estimulación cognitiva y la interacción social. En lugar de depender de soluciones milagrosas individuales, debe prestar atención a la interacción sinérgica de estos factores.

Comience con su alimentación. Integre los principios de la dieta mediterránea o la dieta MIND en su vida diaria. Concéntrese en consumir frutas frescas, verduras, granos enteros, legumbres, nueces y grasas saludables como el aceite de oliva y los ácidos grasos omega-3. Al mismo tiempo, reduzca el consumo de alimentos procesados, grasas saturadas y azúcares. Un cambio en la dieta puede ser desafiante al principio. Por lo tanto, comience de manera gradual, por ejemplo, comiendo una porción más de fruta o verdura cada día o reemplazando las bebidas azucaradas por agua o té sin endulzar. Asegúrese de tener una ingesta adecuada de fibra para apoyar su salud intestinal, que está estrechamente relacionada con la función cerebral.

Complemente su dieta con actividad física y cognitiva regular. Encuentre un deporte que disfrute, ya sea nadar, correr, bailar o andar en bicicleta. Incluso el ejercicio moderado puede mejorar la circulación cerebral y fomentar la neuroplasticidad. Desafíe su cerebro además con estímulos mentales. Aprenda un nuevo idioma, toque un instrumento o dedíquese a juegos estratégicos como el ajedrez o el sudoku. Leer, escribir y realizar actividades creativas también mantienen su cerebro en forma. Integre estas actividades en su plan semanal y establezca metas realistas. Si, por ejemplo, ha hecho poco ejercicio hasta ahora, comience con sesiones de entrenamiento cortas y aumente la intensidad lentamente.

Mantenga contactos sociales y busque regularmente el intercambio con otras personas. Involúcrese como voluntario, asista a eventos o reúna con amigos y familiares. La interacción social estimula el cerebro, reduce el estrés y fortalece el bienestar emocional. Todos estos factores contribuyen a la salud cognitiva. Sea consciente de que implementar estas recomendaciones requiere tiempo y esfuerzo. Puede ser útil establecer pequeñas metas alcanzables y documentar los progresos. Así se mantendrá motivado y podrá celebrar sus éxitos.

La prevención de enfermedades neurodegenerativas es un maratón, no un sprint. Cuanto antes comience con un estilo de vida saludable, mayor será el beneficio potencial. Manténgase firme, incluso si hay contratiempos. Cada paso en la dirección correcta es una ganancia para la salud de su cerebro y su bienestar general. Invierta en su futuro y disfrute de los efectos positivos de un estilo de vida saludable.

4. Sueño y regeneración

¿Alguna vez se ha preguntado por qué algunas personas se sienten en plena forma después de seis horas de sueño, mientras que otras se despiertan como si hubieran sido arrolladas, incluso después de nueve horas? La calidad de nuestro sueño influye de manera decisiva en la capacidad mental, el equilibrio emocional y la salud física. Los hallazgos científicos muestran que los nutrientes y comportamientos adecuados pueden mejorar significativamente nuestro proceso natural de regeneración. Los hábitos de vida modernos presentan desafíos especiales para nuestro biorritmo y la recuperación nocturna. En este capítulo, descubrirá cómo optimizar su arquitectura del sueño mediante medidas específicas y, de este modo, elevar su capacidad mental a un nuevo nivel.

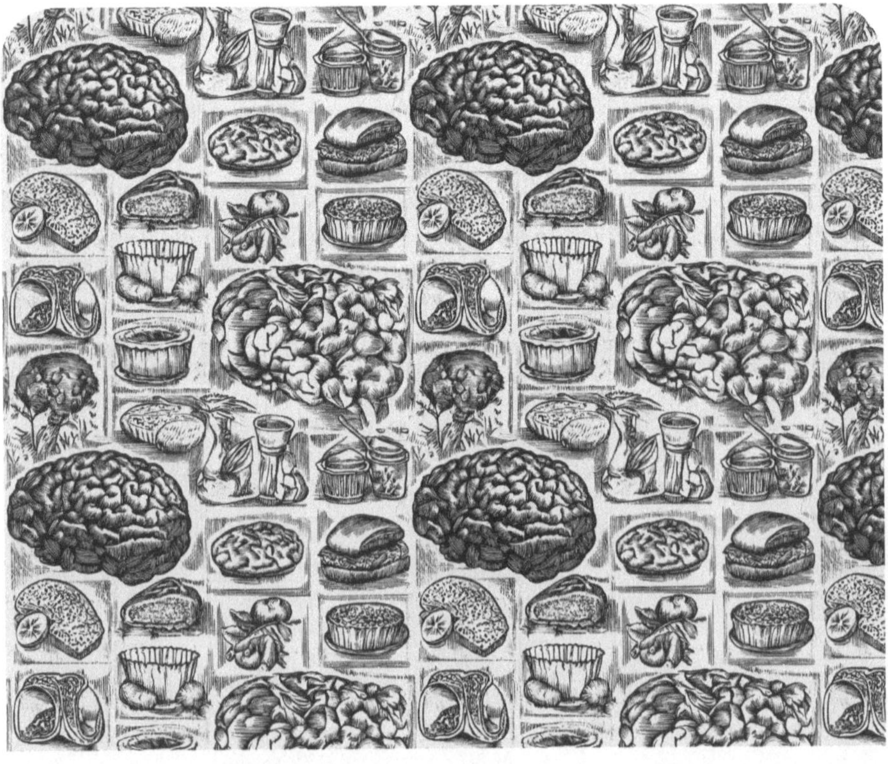

4. 1 Higiene del sueño

El sueño es esencial para la concentración, el rendimiento y la salud mental. Un entorno de sueño desfavorable y la falta de rutinas nocturnas afectan la calidad del sueño y, a largo plazo, conducen a problemas. Esto impacta negativamente en el rendimiento cognitivo y el bienestar general. Una adecuada configuración del entorno de sueño y el establecimiento de rituales nocturnos apropiados son cruciales para un sueño reparador. En este capítulo, aprenderá cómo optimizar su higiene del sueño mediante ajustes simples y, de este modo, aumentar su rendimiento mental y físico. Descubra ahora cómo, a través de una mejor higiene del sueño, puede obtener más energía y enfoque para el día.

Una rutina nocturna diseñada de manera individual con rituales relajantes, que prescinde de dispositivos electrónicos, es la clave para un sueño reparador y, por ende, para la capacidad cognitiva y la salud mental.

Entorno del sueño

La oscuridad en el dormitorio favorece la producción de melatonina, una hormona que regula el ritmo sueño-vigilia [s92]. Por lo tanto, debe eliminar o cubrir fuentes de luz perturbadoras, como relojes digitales o farolas. La temperatura en el dormitorio también influye en la calidad del sueño. Una temperatura ambiente ligeramente más fresca, entre 16 y 18 grados Celsius, suele ser considerada agradable [s92]. El aire fresco en el dormitorio también puede contribuir a un sueño reparador. Ventilar regularmente antes de acostarse asegura un contenido adecuado de oxígeno. Además de la temperatura y la oscuridad, el nivel de ruido es relevante. El ruido puede interrumpir el sueño y provocar un despertar prematuro. Para crear un entorno de sueño tranquilo, los tapones para los oídos o un dispositivo de ruido blanco pueden ser útiles. También se recomienda evitar dispositivos electrónicos antes de acostarse, ya que la luz azul de estos dispositivos inhibe la producción de melatonina y, por lo tanto, puede afectar negativamente el sueño [s92]. Un dormitorio tranquilo, oscuro y fresco apoya un sueño saludable y tiene un efecto positivo en el rendimiento cognitivo y el bienestar general [s92]. Si la

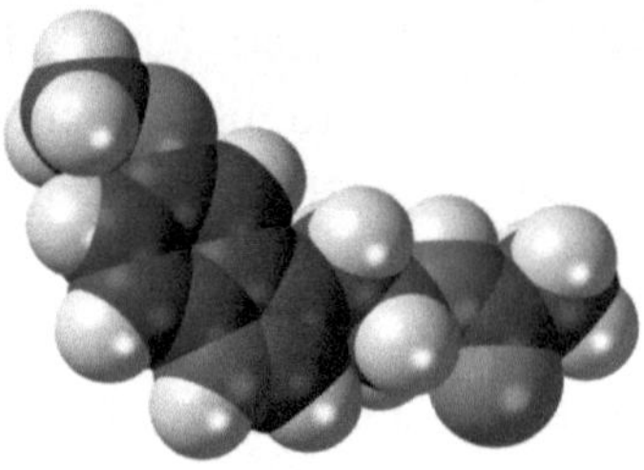

Melatonina [i27]

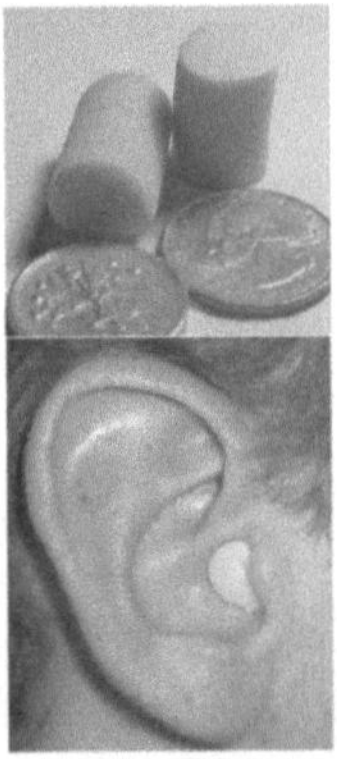

Tapones para los oídos [i28]

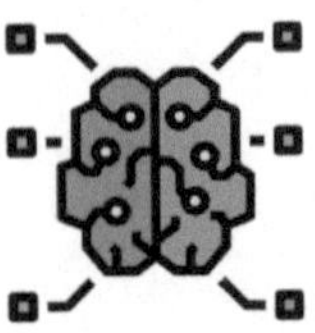

ventana de su dormitorio da a la calle y sufre de ruido, por ejemplo, cortinas gruesas o ventanas insonorizadas podrían ser una solución efectiva. Especialmente para los estudiantes, que a menudo sufren de alta presión de rendimiento y estrés, un entorno de sueño optimizado es importante para el rendimiento académico y la salud mental [s93].

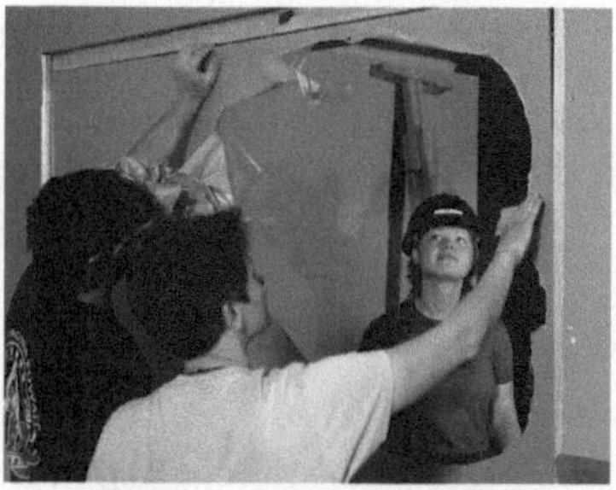

Ventanas insonorizadas [i29]

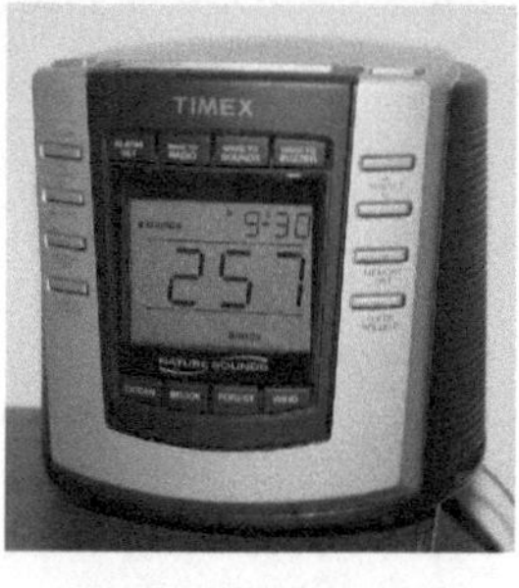

Máquina de ruido blanco [i30]

Bueno saber

Dispositivo de ruido blanco

Un dispositivo de ruido blanco genera un sonido constante y uniforme que ayuda a enmascarar ruidos perturbadores y crear un entorno de sueño relajante. Puede ser especialmente útil para personas que viven en entornos ruidosos o que tienen dificultades para dormir en silencio. El ruido uniforme puede contribuir a mejorar la calidad del sueño y facilitar el proceso de quedarse dormido.

Ventanas insonorizadas

Las ventanas insonorizadas son ventanas diseñadas específicamente para reducir el ruido exterior y así proporcionar un entorno de sueño más tranquilo. Están compuestas por múltiples paneles de vidrio y sellos especiales que absorben y amortiguan las ondas sonoras. Las ventanas insonorizadas pueden ayudar a mejorar la calidad del sueño y minimizar los efectos negativos del ruido en la salud.

Factores del Entorno del Sueño y Calidad del Sueño

Impacto de los factores del entorno del sueño en la calidad del sueño, categorizados por bienestar mental.

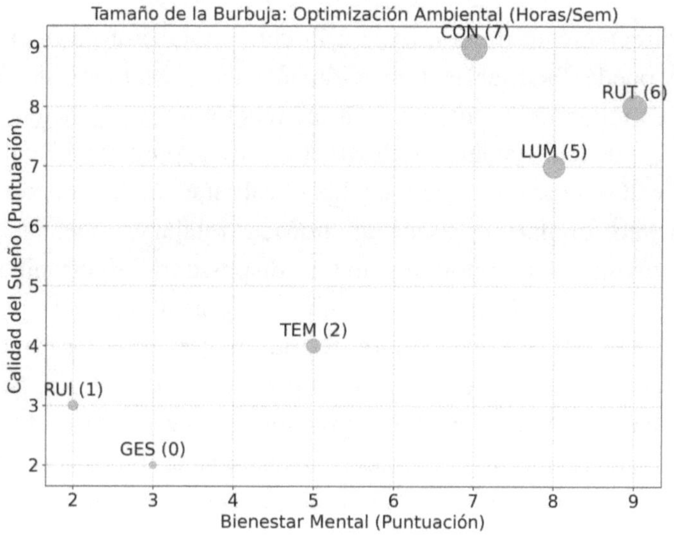

Blasengröße: Optimización del Entorno (Horas/Sem)

CON: Nivel de Confort

LUM: Control de Luz

RUT: Adherencia a la Rutina

GES: Manejo del Estrés

RUI: Reducción de Ruido

TEM: Regulación de Temperatura

El gráfico indica una fuerte correlación entre los entornos de sueño optimizados y la mejora de la calidad del sueño. Las personas que invierten más tiempo en crear un entorno de sueño propicio, como reducir el ruido y la luz, generalmente reportan puntuaciones más altas en la calidad del sueño. Aquellos con puntuaciones más bajas de bienestar mental parecen beneficiarse significativamente de las mejoras en su entorno de sueño. Esto sugiere que abordar la higiene del sueño como parte de un enfoque holístico de la salud mental podría ser beneficioso.

Rutinas nocturnas

Las rutinas nocturnas regulares contribuyen significativamente a una mejor calidad del sueño [s94]. Un ritmo de sueño constante, es decir, irse a la cama y despertarse aproximadamente a la misma hora todos los días, sincroniza el reloj interno y promueve el ciclo de sueño-vigilia natural. En lugar de caer directamente de la oficina a la cama, una fase de relajación por la noche puede facilitar la transición al sueño. Métodos de relajación como el entrenamiento autógeno, la meditación o la relajación muscular progresiva pueden ayudar a reducir el estrés y preparar el cuerpo para la fase de descanso. También un baño caliente, la lectura de un libro (impreso, no digital) o escuchar música relajante pueden tener un efecto calmante. Es importante evitar dispositivos electrónicos en las últimas horas antes de dormir, ya que la luz azul inhibe la producción de melatonina [s94]. Por ejemplo, podría apagar todas las pantallas dos horas antes de acostarse y, en su lugar, dedicarse a un pasatiempo relajante para calmar la mente y preparar el cuerpo para el sueño. La estructura de la rutina nocturna debe adaptarse a las necesidades y preferencias individuales. Descubra qué actividades le ayudan a desconectar y relajarse. Incorpore estas actividades en su rutina nocturna diaria y ajústelas según sea necesario. Un proceso fijo por la noche le indica al cuerpo que es hora de dormir y, por lo tanto, apoya un sueño reparador.

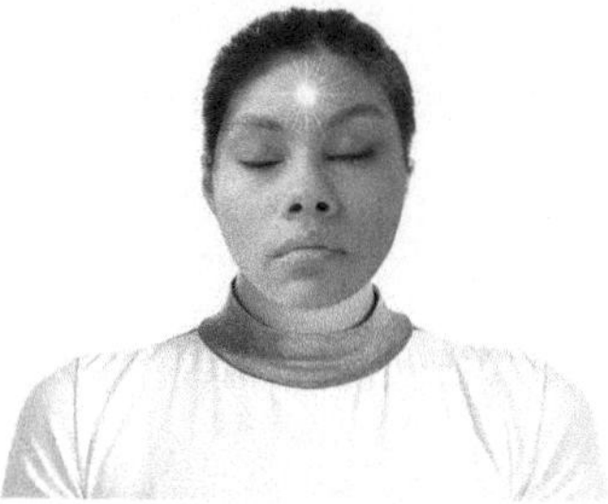

Meditación [i31]

Bueno saber

Ciclo de sueño-vigilia

El ritmo natural de sueño y vigilia, controlado por el reloj interno. Un ciclo de sueño-vigilia regular es importante para la salud física y mental.

Relajación muscular progresiva

Una técnica de relajación en la que se alcanza un estado de profunda relajación mediante la contracción y relajación consciente de diferentes grupos musculares. Esto puede ayudar a liberar tensiones físicas y promover el sueño.

Melatonina

Una hormona que regula el ritmo de sueño-vigilia. La producción de melatonina se estimula por la oscuridad y se inhibe por la luz. Una producción adecuada de melatonina es importante para un sueño saludable.

Influencia de las rutinas nocturnas

Efecto de las rutinas en la calidad del sueño.

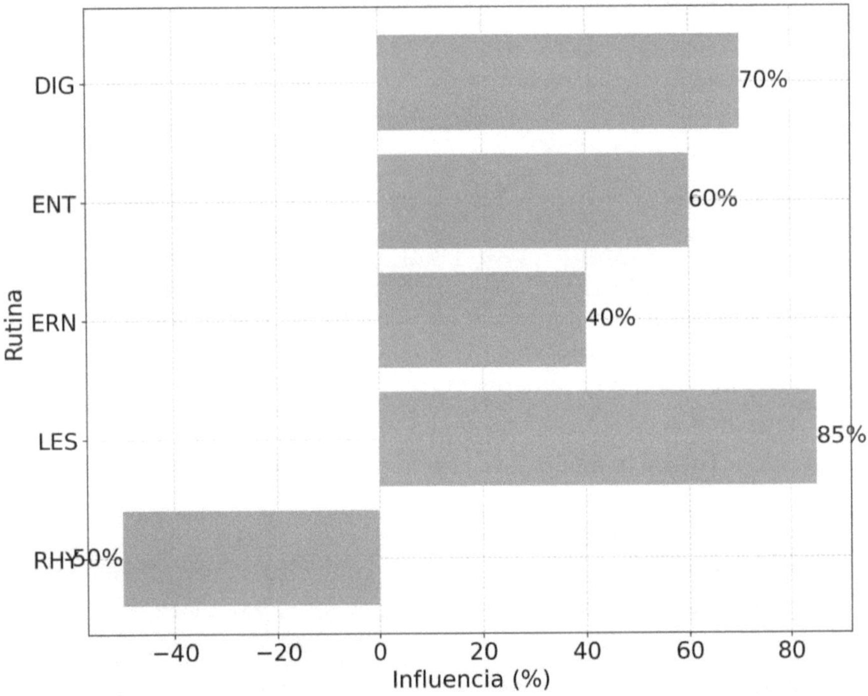

DIG: Dispositivos digitales

ENT: Relajación

ERN: Nutrición

LES: Lectura

RHY: Ritmo de sueño

El diagrama de barras horizontal ilustra la influencia positiva de diferentes rutinas nocturnas en la calidad del sueño. Las técnicas de relajación muestran el mayor efecto, seguidas de un ritmo de sueño regular. Los dispositivos digitales antes de acostarse, por otro lado, tienen un efecto negativo.

Rituales de relajación

Los rituales de relajación son valiosos para preparar el cuerpo y la mente para el descanso nocturno. Un horario fijo señala al cuerpo que se acerca la hora de dormir y promueve un sueño reparador [s95]. Este proceso de formación de hábitos requiere tiempo y debe introducirse gradualmente para no reactivar viejos patrones de comportamiento [s95]. El objetivo es desarrollar rutinas que requieran pocas decisiones conscientes, facilitando así el cumplimiento a largo plazo [s95]. Técnicas de relajación como entrenamiento autógeno o relajación muscular progresiva ayudan a reducir el estrés y relajar la musculatura. También actividades tranquilizadoras como un baño caliente o la lectura de un libro impreso pueden facilitar la transición al sueño. La luz tenue por la noche apoya este proceso adicionalmente [s96]. Evite comidas copiosas y bebidas con cafeína poco antes de acostarse [s96]. Si después de media hora no ha logrado dormir, salga del dormitorio y dedíquese a una actividad relajante en otra habitación [s97]. Regrese solo cuando sienta cansancio [s96]. La integración de rituales de relajación en la rutina nocturna mejora la calidad del sueño de manera sostenible y contribuye a un bienestar general mejorado. Un diseño consciente de las horas de la tarde con actividades seleccionadas individualmente que fomenten la calma y la

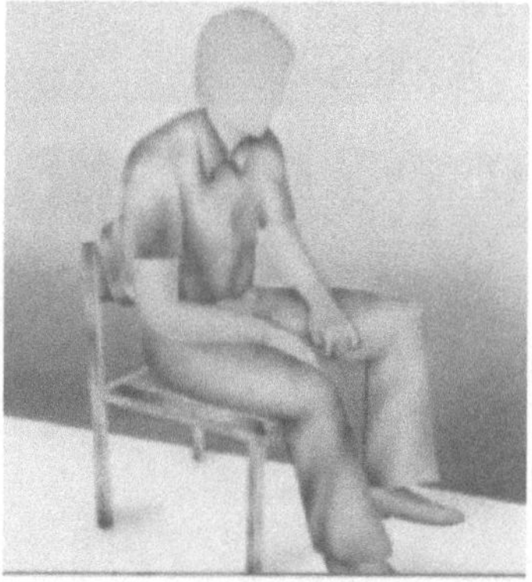

Entrenamiento autógeno [i32]

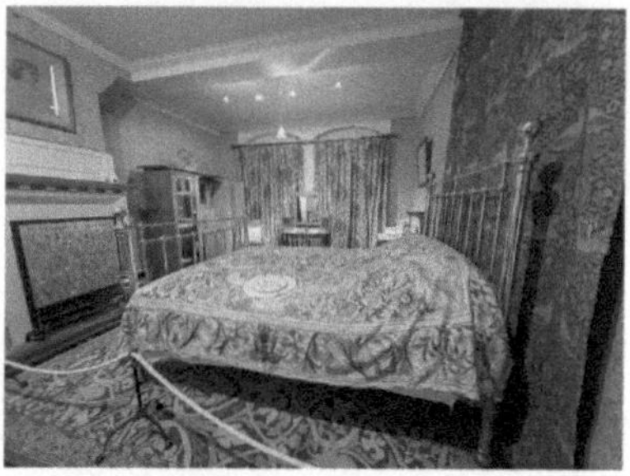

Dormitorio [i33]

relajación es la clave para un sueño reparador. Un ejemplo de esto sería, en lugar de usar dispositivos electrónicos por la noche, dedicarse a la meditación.

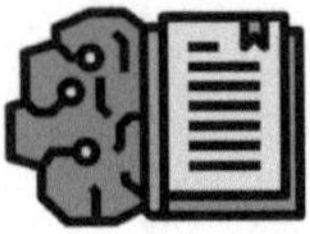

Bueno saber

Cafeína

La cafeína es un estimulante que aumenta la actividad cerebral y puede interrumpir el sueño. El consumo de bebidas con cafeína por la noche puede llevar a problemas para conciliar el sueño y a un sueño menos reparador. La cafeína también puede inhibir la producción de melatonina, una hormona que favorece el sueño.

Entrenamiento autógeno

El entrenamiento autógeno es una técnica de relajación en la que se logra la relajación física y mental mediante la autosugestión dirigida. La práctica regular del entrenamiento autógeno puede ayudar a reducir el estrés y mejorar la calidad del sueño al influir positivamente en el sistema nervioso vegetativo.

Relajación muscular progresiva

La relajación muscular progresiva es una técnica de relajación en la que se alcanza un estado de profunda relajación mediante la contracción y relajación consciente de diferentes grupos musculares. Este método puede ayudar a liberar tensiones musculares que a menudo son causadas por el estrés y pueden afectar el sueño. La mejora de la percepción corporal a través de esta técnica también puede influir positivamente en la calidad del sueño.

Distribución del ritual de relajación

Desglose de los rituales de relajación previos al sueño.

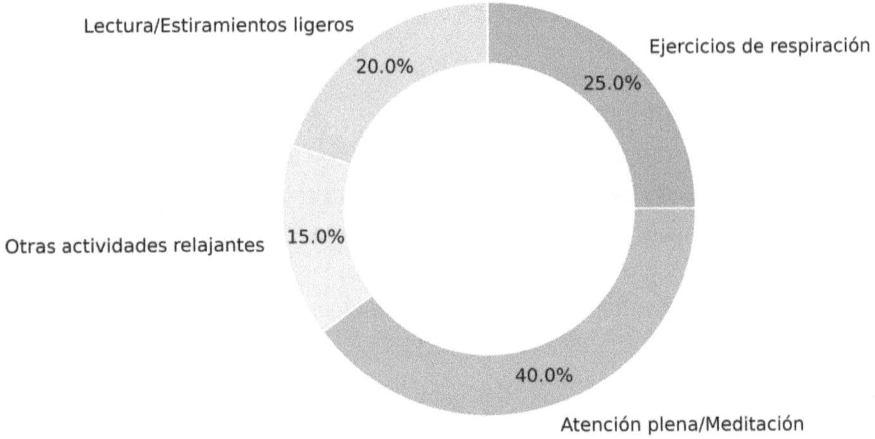

OAC: Otras actividades relajantes

REL: Lectura/Estiramientos ligeros

PME: Atención plena/Meditación

RES: Ejercicios de respiración

La visualización destaca la importancia relativa de las diferentes técnicas de relajación para mejorar la higiene del sueño. Una parte significativa se dedica a las prácticas de atención plena, lo que sugiere su papel crucial para calmar la mente antes de dormir. Si bien otras actividades como leer y realizar estiramientos ligeros contribuyen a la relajación, sus proporciones más pequeñas indican que podrían ser opciones complementarias o personalizadas. Centrarse en las prácticas de atención plena y los ejercicios de respiración parece ser el enfoque más impactante para mejorar la calidad del sueño dentro de una rutina de relajación holística.

Consejos concretos

- Convierte tu dormitorio en un lugar personal de descanso: Consigue almohadas y mantas cómodas de materiales naturales.
- Desarrolla un ritual para dormir con aromas: Utiliza aceites esenciales como lavanda o vainilla en un difusor o como spray ambiental.
- Crea una lista de reproducción de música para dormir con sonidos de la naturaleza, música instrumental suave o canto relajante.
- Masajea tus pies antes de dormir con una crema nutritiva para relajar cuerpo y mente.
- Bebe un té relajante para dormir de melisa, lúpulo o valeriana; presta atención a las versiones sin azúcar.
- Escribe tus pensamientos y preocupaciones del día en un cuaderno para liberar tu mente y facilitar el sueño.
- Visualiza antes de dormir un sueño positivo o una situación relajante para deslizarte en el sueño de manera tranquila y serena.
- Configura una alarma que te despierte con suaves sonidos de la naturaleza o música suave, en lugar de un tono de llamada estridente.
- Comienza el día con un breve programa de estiramientos o ejercicios de yoga ligeros para activar tu cuerpo y ahuyentar la inercia del sueño.
- Abre las ventanas inmediatamente después de despertar y deja entrar luz y aire fresco en tu dormitorio.
- Disfruta de los primeros minutos del día en calma y silencio, antes de dedicarte a las actividades cotidianas.
- Reflexiona regularmente sobre la calidad de tu sueño y ajusta tu higiene del sueño si es necesario, para optimizar continuamente tu descanso.

4. 2 Fases de regeneración

Las fases de regeneración son esenciales para el rendimiento físico y mental. Contrarrestan la fatiga y fomentan la concentración, la memoria y el bienestar. Sin embargo, los hábitos de vida desfavorables y la constante disponibilidad dificultan una regeneración efectiva. Descubra cómo optimizar su regeneración y fortalecer sus reservas de energía de manera sostenible.

La regeneración no es un lujo, sino una necesidad para un rendimiento sostenible y el bienestar.

Ritmo diario

Nuestro ritmo diario, controlado por el reloj interno, sigue un ciclo de 24 horas y afecta numerosas funciones corporales. Este ciclo, también llamado ritmo circadiano, se basa en el cambio natural entre la luz y la oscuridad [s98]. Las rutinas regulares ayudan a sincronizar este ritmo con las horas del día y las estaciones del año, contribuyendo así a la salud [s98]. El sueño es una parte importante de este ritmo y es esencial para la regeneración del cerebro. Consiste en dos fases: REM (Movimiento Rápido de los Ojos) y NREM (Movimiento No Rápido de los Ojos) [s99]. Durante las fases más largas de NREM, se llevan a cabo procesos importantes como la consolidación de la memoria y la regeneración [s99]. Los adultos pasan aproximadamente el 75-80% de su tiempo de sueño en la fase NREM, atravesando de cuatro a cinco ciclos y necesitando alrededor de 7-8 horas de sueño por día [s99]. La falta crónica de sueño interfiere con el ritmo circadiano y puede llevar a problemas de salud como la obesidad o enfermedades cardiovasculares [s98]. Además de dormir lo suficiente,

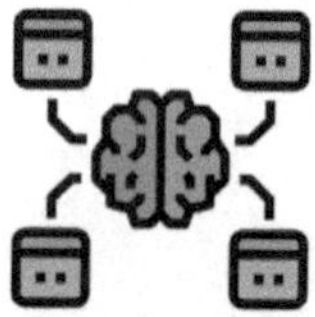

la calidad del sueño también es importante, influenciada por factores como la alimentación, el ejercicio y la higiene del sueño [s99]. Por ejemplo, evitar el alcohol y la cafeína antes de acostarse puede mejorar la calidad del sueño [s99]. La alimentación también puede influir en el ritmo diario. El ayuno intermitente (IF) afecta el metabolismo y puede influir positivamente en la ritmicidad circadiana al aumentar la sensibilidad a la insulina [s100]. Las diferentes variantes de IF inician un "interruptor metabólico" y pueden ayudar a restaurar el ritmo cuando los osciladores centrales y periféricos no están sincronizados [s100].

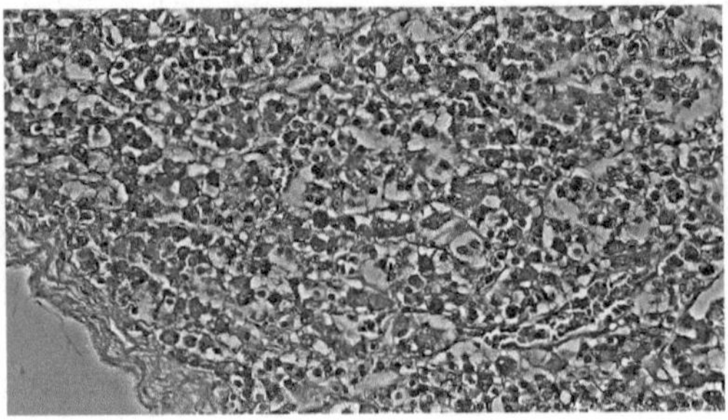

Ritmo circadiano [i34]

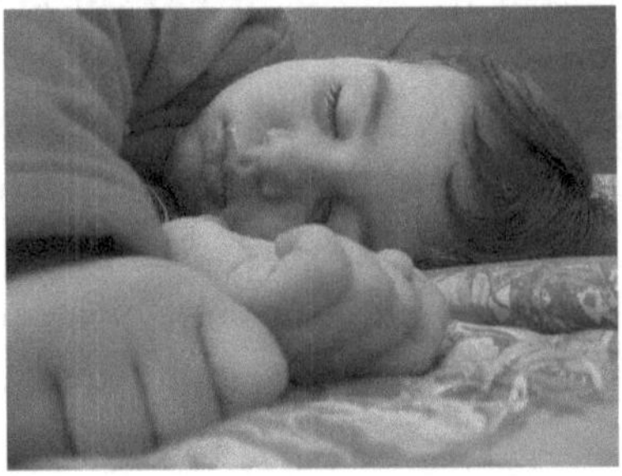

Movimiento ocular no rápido [i35]

Bueno saber

Ayuno intermitente (IF)

El ayuno intermitente puede promover la renovación celular (autofagia) y aumentar la resistencia del cerebro al estrés. También puede mejorar la calidad del sueño y, por lo tanto, apoyar la regeneración nocturna.

Interruptor metabólico

El "interruptor metabólico" a través del IF puede aumentar la quema de grasa y estimular la producción de cuerpos cetónicos, que sirven como fuente alternativa de energía para el cerebro y pueden apoyar los procesos de regeneración.

Ritmo circadiano

El ritmo circadiano influye en la producción de hormonas, la temperatura corporal y las funciones cognitivas. Un ritmo estable promueve la regeneración nocturna del cerebro y mejora el rendimiento mental durante el día.

Sensibilidad a la insulina

Una mejor sensibilidad a la insulina promueve la captación de glucosa en el cerebro y apoya así su suministro de energía y funciones cognitivas. Esto es importante para la regeneración del cerebro después de períodos de alta carga.

Rendimiento cognitivo a lo largo del día

Ilustra la fluctuación del rendimiento cognitivo a lo largo de un día típico.

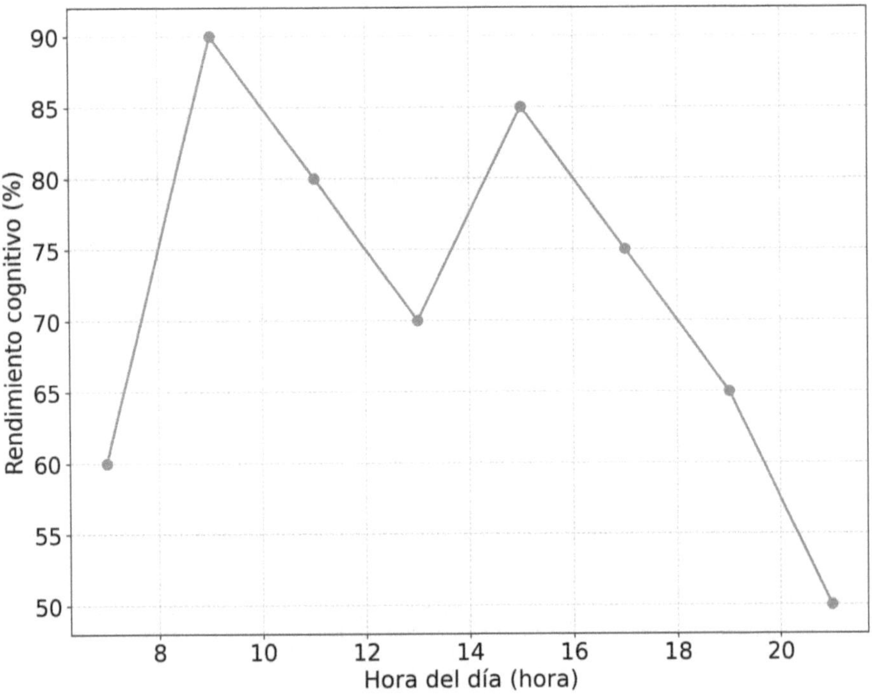

Este gráfico demuestra el flujo y reflujo natural de la función cognitiva. El rendimiento alcanza su punto máximo a media mañana, seguido de un ligero descenso después del almuerzo. Un segundo pico, más pequeño, se produce a última hora de la tarde, antes de disminuir gradualmente al anochecer. Estas variaciones ponen de relieve la importancia de alinear las tareas exigentes con los períodos de máximo rendimiento e incorporar descansos para una productividad y un bienestar mental óptimos.

Pausas de descanso

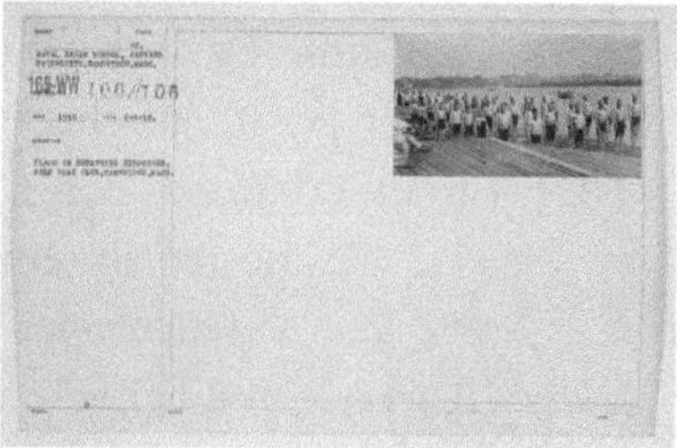

Ejercicios de respiración [i36]

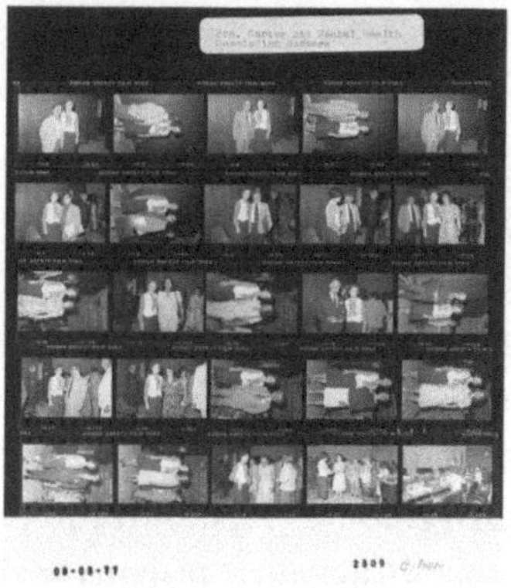

Digitalización [i37]

Las pausas de descanso sirven para la regeneración y fomentan tanto el bienestar como la capacidad de rendimiento. [s101] [s102] Interrumpen la carga continua y permiten al cuerpo recuperarse de las exigencias laborales. [s101] Pausas adicionales pueden reducir molestias musculares y fatiga. [s101] Así, una pausa estratégicamente programada puede retrasar el tiempo hasta la aparición de una lesión relacionada con el trabajo. [s101] El diseño de las actividades durante las pausas influye significativamente en el efecto regenerativo. [s101] [s103] Las pausas activas con ligera actividad física aumentan la vitalidad y reducen la fatiga de manera más efectiva que las fases de descanso pasivas. [s103] Técnicas de relajación, como breves meditaciones o ejercicios de respiración, también pueden contribuir a la regeneración, aunque a menudo muestran su efecto con cierto retraso. [s103] La importancia de las pausas de descanso se manifiesta especialmente en profesiones exigentes como el cuidado de la salud o en acróbatas profesionales. [s104] [s105] En los acróbatas, la tasa de lesiones aumenta después de pausas prolongadas, lo que subraya la necesidad de fases de regeneración regulares para manejar la alta carga física. [s104] También en el personal de enfermería, breves pausas pueden reducir la fatiga aguda, aunque la duración y frecuencia óptimas requieren más investigación. [s105] En general, se considera que las pausas regulares durante el tiempo de trabajo fomentan la restauración de recursos psicológicos y físicos al reducir la acumulación de carga laboral y fatiga. [s102] Las pausas no planificadas también contribuyen a la llamada recuperación interna y pueden influir positivamente en la motivación y el rendimiento laboral. [s102] En el contexto del entrenamiento deportivo, los intervalos de descanso entre series de ejercicios afectan tanto las reacciones agudas del cuerpo como los procesos de adaptación a largo plazo. [s106] Para el desarrollo muscular, se ha demostrado que una combinación de intensidades de carga moderadas y pausas cortas de 30 a 60 segundos es efectiva, ya que conduce a un aumento en el nivel de hormona de crecimiento. [s106] Pausas cortas de 20 segundos a un minuto fomentan velocidades de repetición más altas y un rendimiento total mejorado en acciones musculares submáximas. [s106] Un empleado de oficina podría, por ejemplo, después de 30 minutos de trabajo concentrado frente a la pantalla, tomar un descanso de cinco minutos en el que realice ligeros estiramientos o dé un breve paseo para mantener su concentración y capacidad de rendimiento. Sin embargo, la creciente digitalización y la consiguiente disponibilidad constante dificultan cada vez más la separación entre trabajo y descanso. [s102] El uso de tecnologías fuera del horario laboral reduce el tiempo efectivo de recuperación y puede llevar a problemas de salud crónicos. [s102] Por lo tanto, es recomendable planificar conscientemente períodos sin tecnología para permitir que el cerebro descanse adecuadamente y proteger la salud a largo plazo.

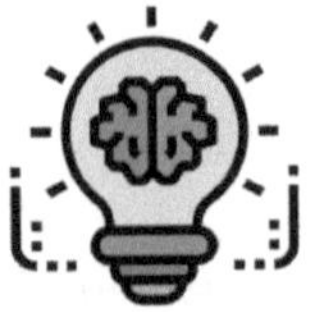

Bueno saber

Digitalización

La creciente digitalización y la disponibilidad constante de información y comunicación pueden afectar la capacidad de desconectarse del trabajo y utilizar efectivamente los períodos de descanso. Esto puede llevar a estrés y trastornos del sueño que obstaculizan la regeneración mental.

Ejercicios de respiración

Los ejercicios de respiración son técnicas que fomentan el control consciente de la respiración. Pueden ayudar a relajar el cuerpo, reducir el estrés y mejorar el suministro de oxígeno al cerebro, lo que apoya la regeneración mental.

Meditación

La meditación es una práctica que busca calmar y enfocar la mente. La meditación regular puede ayudar a reducir el estrés, mejorar la concentración y aumentar el bienestar emocional, lo que contribuye a una mejor regeneración mental.

Hormona de crecimiento

La hormona de crecimiento es una hormona que promueve el crecimiento celular y la regeneración celular. Un descanso y recuperación adecuados son importantes para la producción natural de hormona de crecimiento, lo que apoya la regeneración física y mental.

Distribución de los Descansos para una Salud Mental Óptima

Distribución ideal de los tipos de descansos a lo largo del día.

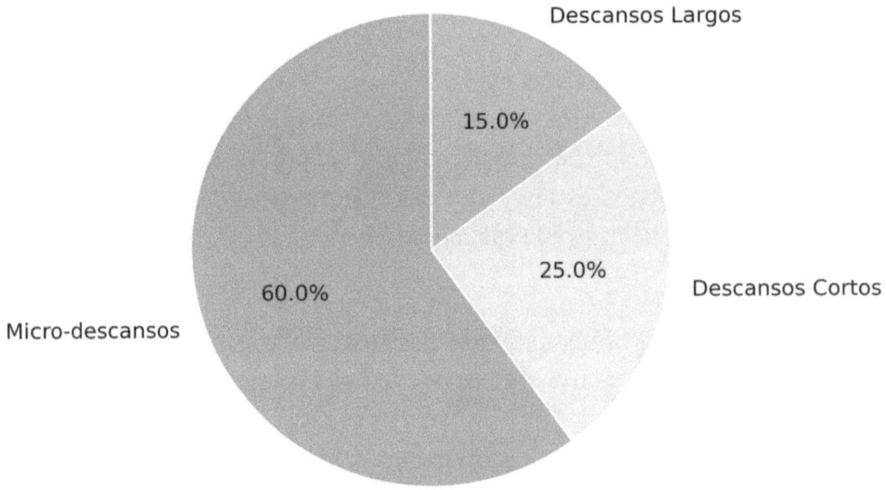

- DEC: Descansos Cortos (10-15 mins)
- DEL: Descansos Largos (30+ mins)
- MIC: Micro-descansos (1-5 mins)

Los datos sugieren que los descansos cortos y frecuentes son cruciales, constituyendo la mayor parte del tiempo de recuperación. Si bien los descansos más largos son menos frecuentes, siguen siendo esenciales para una restauración cognitiva más profunda y la reducción del estrés. Este equilibrio promueve la concentración sostenida y el bienestar mental general.

Gestión de la energía

La gestión de la energía se refiere al control consciente y la distribución de los recursos personales para optimizar tanto el rendimiento como el bienestar. No se trata solo de la ingesta de energía a través de la alimentación, sino también de la utilización eficiente y la regeneración de la energía física y mental. Una gestión de la energía bien implementada ayuda a afrontar con éxito las fases de alta demanda y, al mismo tiempo, a mantener una buena salud a largo plazo. Un aspecto importante es el equilibrio entre el consumo y la obtención de energía. Las actividades físicas y mentales consumen energía, mientras que los períodos de descanso, el sueño y una alimentación equilibrada reponen las reservas de energía. El estrés crónico, la falta de sueño y los hábitos alimenticios poco saludables pueden llevar a una falta de energía persistente, que se manifiesta en síntomas como fatiga, dificultades de concentración y disminución del rendimiento. Un empleado de oficina que trabaja largas horas diariamente, duerme poco y se alimenta principalmente de comida rápida puede sufrir de falta de energía, lo que lo hace menos productivo y más susceptible a enfermedades. Para contrarrestar esto, son esenciales las estrategias para optimizar el balance energético. Estas incluyen, además de un sueño adecuado y una alimentación saludable, la planificación consciente de los tiempos de trabajo y descanso. Breves pausas durante el trabajo, como caminatas cortas o ejercicios de estiramiento, pueden fomentar la concentración y el rendimiento. También, técnicas de relajación como la meditación o ejercicios de respiración contribuyen a la regeneración y ayudan a reducir el estrés. La estructuración del lugar de trabajo, por ejemplo, reduciendo las distracciones, también puede fomentar la concentración y así optimizar el consumo de energía. Otro factor importante en la gestión de la energía es la identificación y evitación de fugas de energía. Esto incluye, además de hábitos de vida poco saludables, ciertos patrones de comportamiento, como el perfeccionismo o la procrastinación de tareas desagradables. La reflexión consciente sobre el propio comportamiento y el establecimiento de prioridades pueden ayudar a identificar y eliminar los consumidores de energía. Un ejemplo de esto sería, en lugar de perderse en detalles insignificantes, centrarse en las tareas esenciales y abordarlas de manera consistente. La integración del movimiento en la vida diaria también juega un papel crucial en la gestión de la energía. La actividad física regular, ya sea deporte, caminatas o ciclismo, no solo mejora la condición física, sino también la energía mental y el bienestar general. El deporte promueve la circulación, mejora el suministro de oxígeno al cerebro y contribuye a la liberación de endorphinen, que tienen un efecto elevador del ánimo. Incluso el movimiento ligero en la vida diaria, como subir escaleras en lugar de usar el ascensor, puede tener un efecto positivo en el balance energético. Además del movimiento físico, la regeneración mental es de gran importancia. El cerebro necesita períodos regulares de descanso para procesar información y recargar energía. Técnicas como ejercicios de atención plena o la desconexión consciente de dispositivos digitales pueden contribuir a fomentar la recuperación mental y reducir el estrés. También, los pasatiempos y las relaciones sociales juegan un papel importante en la gestión de la energía, ya que ofrecen variedad a la vida cotidiana y fomentan emociones positivas. En resumen, la gestión de la energía es una interacción compleja de diversos factores que afectan tanto al cuerpo como a la mente. A través del control consciente del consumo y la obtención de energía, la evitación de fugas de energía y la integración de medidas regenerativas en la vida diaria, se puede aumentar la capacidad personal y mejorar el bienestar de manera sostenible. Una gestión de la energía bien implementada es, por lo tanto, una clave importante para una vida saludable y exitosa. El manejo consciente de los propios recursos permite organizar la vida diaria de manera efectiva y, al mismo tiempo, mantener la salud a largo plazo. Al prestar atención a las señales del cuerpo y regenerarse a tiempo, se previene un déficit de energía y se pueden afrontar con éxito los desafíos de la vida moderna.

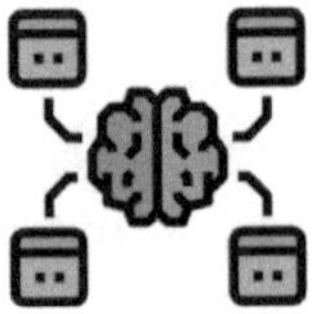

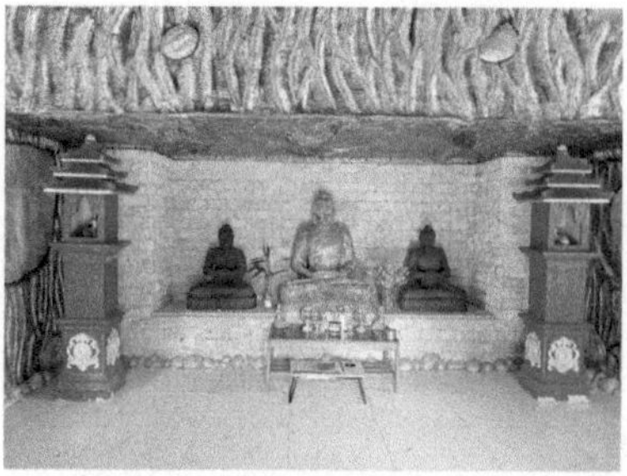

Ejercicios de atención plena [i38]

Bueno saber

Balance energético

El balance energético describe el equilibrio entre la ingesta y el consumo de energía en el cuerpo. Un balance energético equilibrado es crucial para el rendimiento físico y mental, así como para una regeneración efectiva. Los desequilibrios pueden llevar a la fatiga o al aumento de peso.

Ejercicios de atención plena

Los ejercicios de atención plena son prácticas meditativas que dirigen la atención al momento presente sin juzgar. Pueden ayudar a reducir el estrés, mejorar la autoconciencia y fomentar la regeneración mental, lo que contribuye a una mejor gestión de la energía.

Gestión de la energía

La gestión de la energía en el contexto de las fases de regeneración se refiere a la planificación estratégica y la implementación de medidas que permiten al cuerpo y la mente descansar y restaurar las reservas de energía. Esto incluye, por ejemplo, la organización de períodos de descanso, la optimización del sueño y el manejo consciente de los factores de estrés.

Gestión y Regeneración de la Energía Cerebral

Impacto de diferentes actividades en los niveles de energía mental

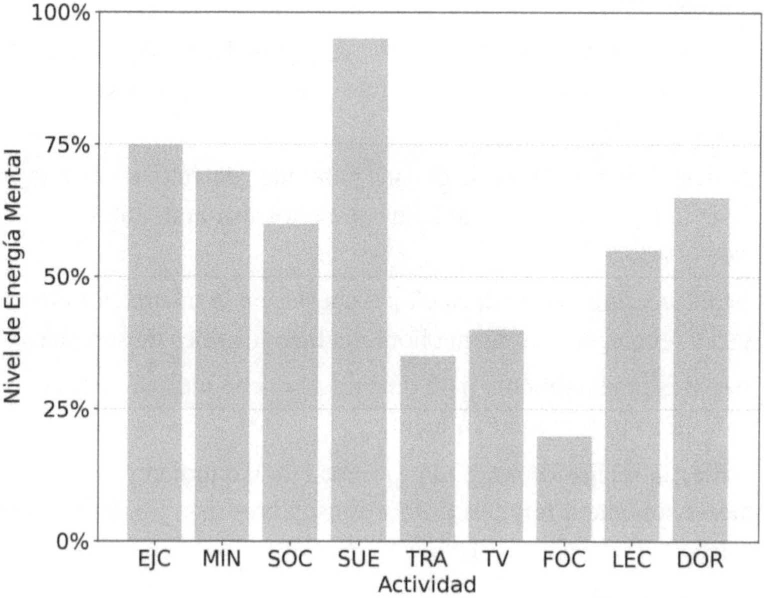

DOR: Siesta (20 mins)

FOC: Trabajo Enfocado (1 hora)

MIN: Atención Plena (15 mins)

SUE: Dormir (7 horas)

TV: Ver Televisión (30 mins)

EJC: Ejercicio (30 mins)

LEC: Lectura (30 mins)

SOC: Socializar (30 mins)

TRA: Multitarea (30 mins)

Este gráfico destaca el impacto variable de las diferentes actividades en la regeneración de la energía mental. El trabajo enfocado agota la energía significativamente, lo que subraya la importancia de los descansos programados. Las técnicas de relajación activa, como el ejercicio y la atención plena, resultan más eficaces para la recuperación de energía que las actividades pasivas, como ver la televisión. Dormir es crucial para una reposición sustancial de energía, mientras que la multitarea dificulta la recuperación. Priorizar las actividades que promueven la regeneración de energía es esencial para una función cognitiva óptima y un bienestar mental.

Consejos concretos

- Cambie su entorno de sueño: Experimente con diferentes temperaturas de la habitación, ropa de dormir de fibras naturales o cortinas opacas.
- Incorpore "siestas energéticas" en su rutina diaria: Permítase breves períodos de sueño de 20-30 minutos para aumentar su energía y concentración.
- Utilice el tiempo antes de dormir para una "desintoxicación digital": Evite la luz azul de las pantallas al menos una hora antes de acostarse.
- Establezca una rutina de sueño: Acuéstese a la misma hora todos los días y levántese a la misma hora, incluso los fines de semana.
- Prepárese mentalmente para dormir: Escuche música relajante o un audiolibro para calmar su mente.
- Utilice la relajación muscular progresiva: Contraiga y relaje sucesivamente diferentes grupos musculares para liberar la tensión física.
- Reflexione sobre su rutina diaria: Analice qué actividades le dan energía y cuáles le la quitan, para ajustar su día a día en consecuencia.
- Lleve un diario de sueño: Anote los factores que influyen en su sueño, como la alimentación, el ejercicio o el estrés, para identificar patrones.
- Active sus fases de regeneración: Pase tiempo en la naturaleza, practique deportes suaves o reúna con amigos.
- Aprenda a interpretar las señales de su cuerpo: Preste atención a las señales de fatiga y permítase descansar a tiempo, antes de sentirse completamente agotado.

4. 3 Reducción del estrés

El estrés persistente afecta el rendimiento cognitivo y el bienestar mental. Interfiere con el equilibrio hormonal, reduce la capacidad de concentración y el rendimiento de la memoria, y aumenta el riesgo de agotamiento y depresión. Por lo tanto, la reducción efectiva del estrés es esencial para una función cerebral óptima y un rendimiento adecuado. Las actividades de compensación, el establecimiento consciente de límites y las técnicas regenerativas ofrecen diversas oportunidades para manejar el estrés y fortalecer la salud mental. Influyen en los niveles de cortisol, promueven la plasticidad neuronal y protegen contra la sobrecarga. Descubra a continuación cómo puede aumentar su resistencia al estrés y optimizar de manera sostenible su rendimiento cognitivo a través de estrategias específicas.

Las actividades compensatorias, como el deporte y las técnicas de relajación, no solo fomentan la reducción del estrés y la salud mental, sino que también mejoran la capacidad cognitiva, especialmente a través de la promoción de la neurogénesis y la plasticidad neuronal.

Actividades compensatorias

Las actividades compensatorias contribuyen a la reducción del estrés y fomentan la salud mental al ayudar al cuerpo a recuperarse de los efectos de hormonas del estrés como el cortisol. El estrés crónico puede llevar a una disregulación de los niveles de cortisol, lo que a su vez puede tener efectos negativos en funciones cognitivas como la memoria y la concentración [s107]. Las actividades compensatorias ayudan a normalizar los niveles de cortisol y, por lo tanto, promueven la salud cognitiva. También actúan de manera preventiva contra enfermedades relacionadas con el estrés, como el burnout y la depresión. Un paseo por la naturaleza después de un agotador día de trabajo puede contribuir a reducir el estrés y mejorar el estado de ánimo. Además de la reducción del estrés, las actividades compensatorias también ofrecen efectos positivos sobre el rendimiento cognitivo. La actividad física regular, entre otras formas de ejercicio aeróbico, mejora la circulación sanguínea en el cerebro y fomenta la formación de nuevas células nerviosas, especialmente en el hipocampo, una región del cerebro responsable del aprendizaje y la memoria [s107]. Este proceso, conocido como neurogénesis, se correlaciona con un rendimiento cognitivo mejorado. Sin embargo, las actividades compensatorias no se limitan solo al deporte. También técnicas de relajación como el yoga, la meditación o el autogenes_training pueden influir positivamente en la función cognitiva al fomentar la concentración y reducir el estrés. Estas prácticas pueden ayudar a enfocar la atención y mejorar la capacidad de procesamiento de información. La combinación de ejercicio y una alimentación saludable potencia los efectos positivos sobre la función cognitiva [s107]. Una dieta equilibrada proporciona al cerebro los nutrientes necesarios para un rendimiento óptimo. El ejercicio, a su vez, mejora la absorción de estos nutrientes y optimiza el metabolismo energético en el cerebro. Así se genera un efecto sinérgico que promueve de manera sostenible la salud cognitiva. A través de la mayor liberación del factor neurotrófico derivado del cerebro BDNF (Brain-Derived Neurotrophic

Factor) durante la actividad física, se estimula además el crecimiento y

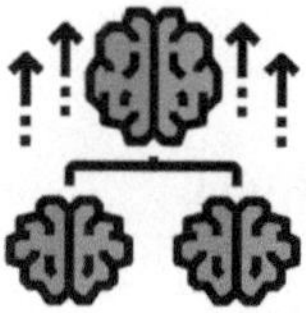

la conexión de las células nerviosas, lo que mejora la plasticidad neuronal y, por ende, la adaptabilidad del cerebro [s107]. Esta mayor plasticidad ayuda al cerebro a adaptarse mejor a nuevos desafíos y a reducir las discapacidades cognitivas en la vejez. Las actividades compensatorias son, por lo tanto, no solo un medio para manejar el estrés, sino también una inversión en la salud cognitiva a largo plazo. Contribuyen a mantener la capacidad mental y a minimizar el riesgo de discapacidades cognitivas relacionadas con la edad.

Bueno saber

Disregulación

La disregulación relacionada con el cortisol describe una alteración de la secreción hormonal normal. En lugar de fluctuar en un ritmo saludable, los niveles de cortisol pueden estar permanentemente elevados o demasiado bajos, lo que puede llevar a diversos problemas de salud. Las actividades compensatorias pueden ayudar a restablecer el equilibrio en la producción de cortisol.

Efecto sinérgico

Un efecto sinérgico se produce cuando la combinación de dos o más factores logra un impacto mayor que la suma de los efectos individuales. En el contexto de cerebro, alimentación y salud mental, esto significa que la combinación de ejercicio y una alimentación saludable mejora la función cognitiva más que si se consideraran el ejercicio o la alimentación por separado.

Plasticidad neuronal

La plasticidad neuronal se refiere a la capacidad del cerebro para cambiar estructural y funcionalmente a lo largo de la vida. Esta adaptabilidad es crucial para el aprendizaje, la memoria y la recuperación de lesiones. Las actividades compensatorias fomentan la plasticidad neuronal y contribuyen así a la salud cerebral a largo plazo.

Actividades para reducir el estrés

Eficacia de las actividades compensatorias

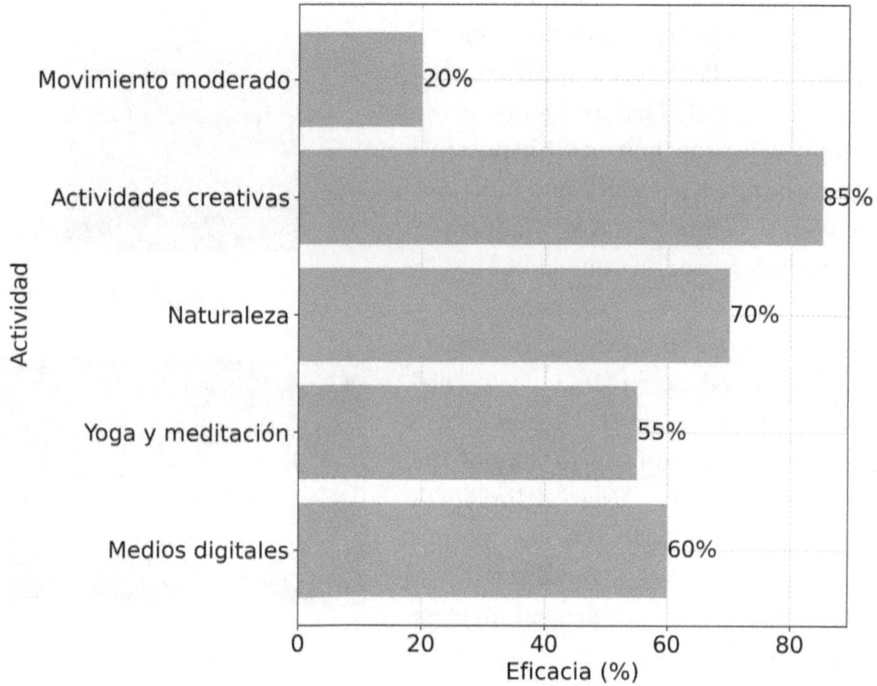

ACT: Actividades creativas

DIG: Medios digitales

MOV: Movimiento moderado

NAT: Naturaleza

YOG: Yoga y meditación

El yoga y la meditación muestran la mayor eficacia en la reducción del estrés. El ejercicio moderado y las actividades creativas también contribuyen positivamente, mientras que el consumo de medios digitales es el menos eficaz.

Establecimiento de límites

El establecimiento de límites protege contra la sobrecarga y mantiene la propia capacidad de rendimiento. Esto es especialmente relevante en el contexto de la reducción del estrés y la salud mental. Definir límites claros establece lo que uno está dispuesto a dar y a realizar, y lo que no. Esto incluye, entre otros, recursos temporales, energía emocional y la disposición a asumir la responsabilidad por los problemas de los demás. Al aprender a decir "no", uno se protege de la sobrecarga y preserva su energía para tareas que son importantes. Esta delimitación permite concentrarse en las propias necesidades y fortalecer el autocuidado. Así, se pueden manejar mejor las fases intensas y minimizar los efectos negativos del estrés. Establecer límites no significa ser egoísta, sino valorarse a uno mismo y proteger los propios recursos. Al percibir conscientemente las propias capacidades y comunicar las necesidades, se crean las condiciones para una vida equilibrada y saludable. Esto puede significar planificar conscientemente tiempo para la relajación después de un día agotador, en lugar de asumir tareas adicionales. Este autocuidado consciente contribuye a la reducción del estrés y al mantenimiento de la salud mental a largo

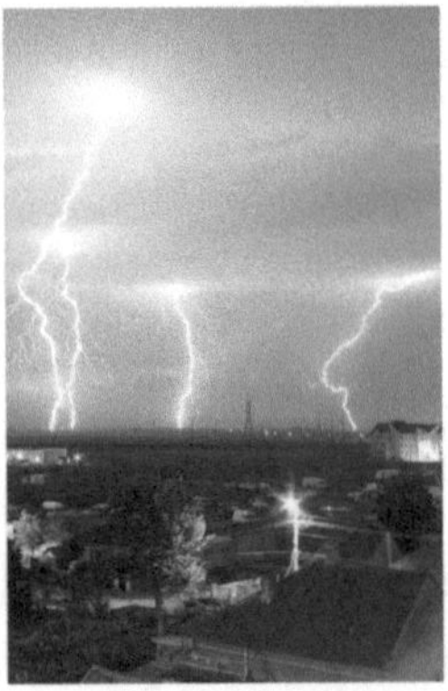

Energía [i39]

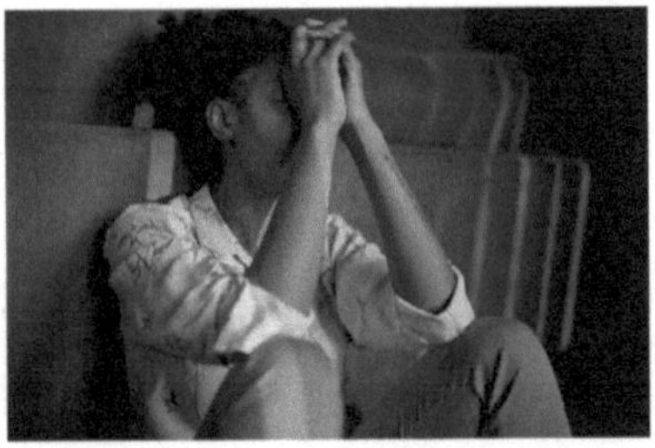

Estrés [i40]

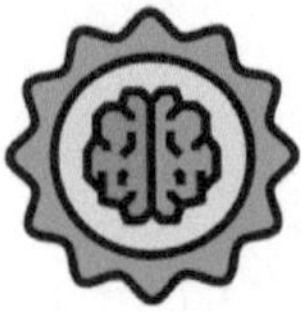

plazo. Al establecer límites claros, se crea un espacio donde tanto las propias necesidades como las exigencias de la vida cotidiana encuentran su lugar, sin llevar a una sobrecarga.

Bueno saber

Establecimiento de límites

El establecimiento de límites en el contexto de la alimentación y la salud mental significa tomar decisiones conscientes sobre qué alimentos consumir y cuáles no, para promover el bienestar personal. Esto puede incluir evitar alimentos altamente procesados o aquellos que tienen efectos negativos en el estado de ánimo, y en su lugar elegir opciones nutritivas que apoyen la función cerebral y el equilibrio emocional.

Pilares de la salud cerebral

Factores clave que influyen en la salud cerebral y la reducción del estrés.

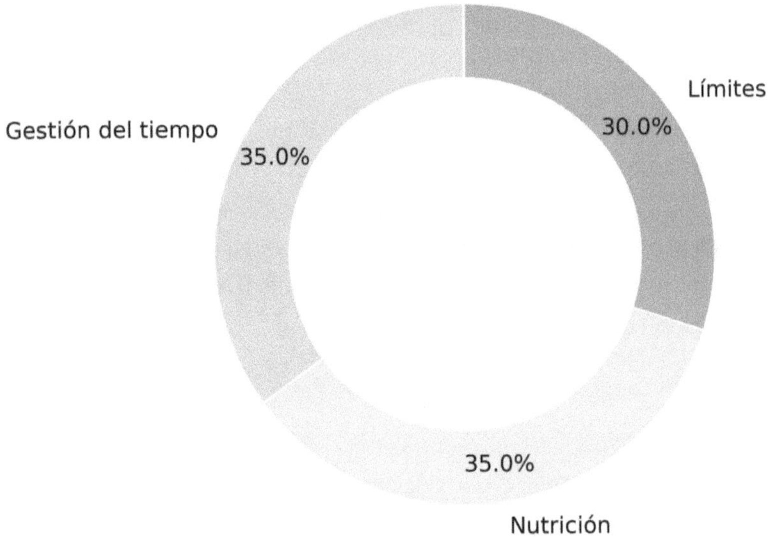

- LÍM: Límites
- NUT: Nutrición
- TIE: Gestión del tiempo

Este gráfico destaca la interconexión de la nutrición, el establecimiento de límites y la gestión del tiempo para contribuir a la salud cerebral general y la reducción del estrés. Un enfoque equilibrado en estas áreas es esencial para una función cognitiva óptima y un bienestar emocional. Si bien la nutrición proporciona los componentes básicos fundamentales, el establecimiento de límites efectivos protege contra el agobio y la gestión eficiente del tiempo reduce el estrés al promover una sensación de control y organización.

Técnicas regenerativas

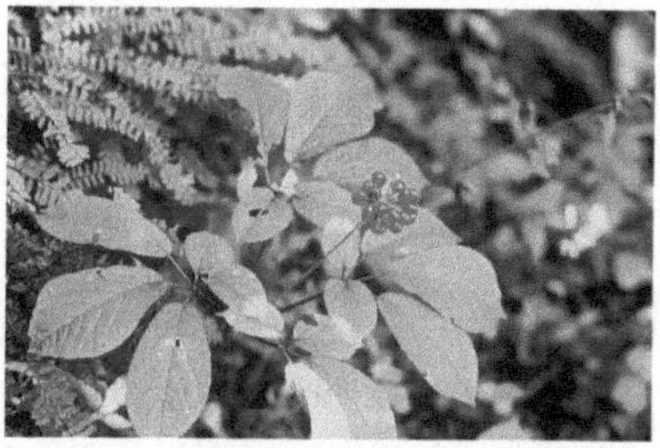

Adaptógeno [i41]

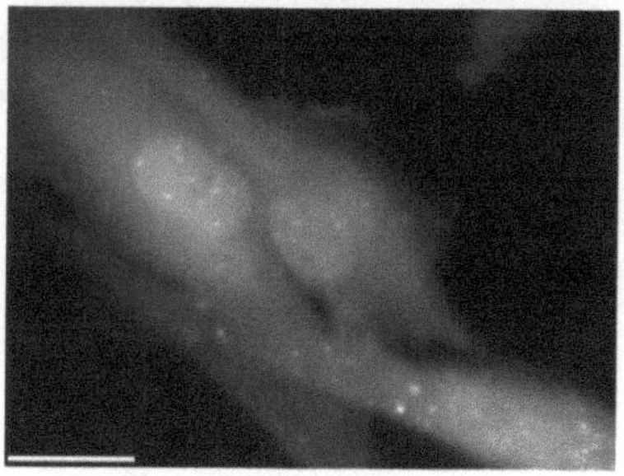

Autofagia [i42]

Las técnicas regenerativas fomentan la recuperación y fortalecen la resistencia al estrés. Además de las actividades de compensación ya mencionadas, como el deporte y las técnicas de relajación, existen otras estrategias que apoyan la regeneración de manera específica. Estas incluyen enfoques dietéticos especiales y el uso de adaptógenos. El ayuno intermitente, en varias modalidades como la ingesta de alimentos restringida en el tiempo o el ayuno periódico, influye en los procesos metabólicos y puede afectar positivamente la salud cerebral [s108]. A través de la alternancia entre la ingesta de alimentos y el ayuno, el cuerpo cambia su fuente de energía de glucosa a grasa, lo que conduce a la formación de cetonas, que el cerebro utiliza como fuente de energía [s108]. El ayuno también puede activar la autofagia, un proceso de limpieza celular que promueve los mecanismos de reparación neuronal y la resistencia al estrés celular [s108]. Una combinación con una alimentación saludable puede potenciar estos efectos positivos [s108]. Los adaptógenos, sustancias naturales como un conocido tónico nervioso [s109], aumentan la resistencia al estrés del organismo. Pueden mejorar la resistencia física y aliviar problemas gastrointestinales relacionados con el estrés [s109]. Un estudio mostró un aumento en el rendimiento de natación en ratas tras la administración de un adaptógeno, lo que sugiere una mejora en la capacidad física [s109]. Además, los adaptógenos tienen un efecto antioxidante y protegen las células de daños causados por radicales libres [s109]. Otro pilar importante de la regeneración es la regulación del circadianen_rhythmus, el ciclo de sueño-vigilia. La

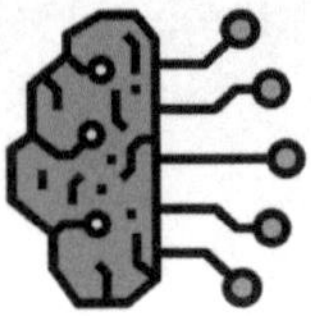

adaptación al cambio natural de luz y oscuridad apoya la gestión del estrés y fortalece la resiliencia [s110]. Un horario diario regular con horarios de sueño fijos puede ayudar a estabilizar este ritmo. También el apoyo social juega un papel importante en el desarrollo de la resiliencia [s110]. La oxitocina, una hormona que fortalece los lazos sociales, regula la respuesta al estrés y, por lo tanto, promueve la resistencia [s110]. Por lo tanto, mantenga contactos sociales y busque apoyo en su entorno. Una alimentación saludable, especialmente durante el embarazo, influye de manera duradera en la resiliencia y la respuesta al estrés del niño [s110].

Bueno saber

Ayuno intermitente

El ayuno intermitente es un patrón dietético que alterna entre fases de ingesta de alimentos y ayuno. Existen diferentes métodos, como la ingesta de alimentos restringida en el tiempo o el ayuno periódico. El ayuno intermitente puede influir positivamente en la salud cerebral al aumentar la producción de cetonas, que sirven como fuente de energía alternativa para el cerebro y promueven la autofagia.

Oxitocina

La oxitocina es una hormona que juega un papel importante en los lazos sociales y la regulación del estrés. A menudo se le llama 'hormona del abrazo' y puede aumentar la resistencia al estrés.

Resiliencia

La resiliencia es la capacidad de recuperarse de las adversidades y mantener la salud mental a pesar de circunstancias difíciles. Es un factor importante para la gestión del estrés y el mantenimiento de la salud mental.

Técnicas regenerativas para la reducción del estrés

Eficacia e impacto de los nutrientes de las técnicas regenerativas sobre el estrés y la función cognitiva.

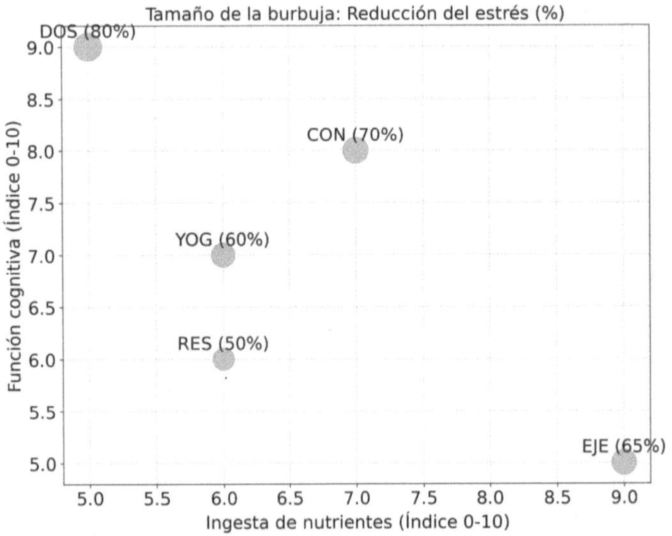

Blasengröße: Reducción del estrés (%)

CON: Conciencia plena

DOS: Optimización del sueño

EJE: Ejercicio

RES: Respiración

YOG: Yoga

Las prácticas de atención plena muestran un fuerte impacto positivo en la función cognitiva con una dependencia moderada de los nutrientes, mientras que la optimización del sueño demuestra una alta eficacia en todos los niveles de nutrientes. El yoga y la respiración ofrecen buenos beneficios cognitivos, particularmente con una ingesta adecuada de nutrientes. El ejercicio parece estar menos directamente relacionado con la mejora de la función cognitiva, pero sigue siendo beneficioso para la reducción del estrés, aunque tiene la mayor demanda de nutrientes.

Consejos concretos

- Cada noche, ajuste su despertador a la hora a la que desea despertarse y visualice tres cosas positivas que le esperan al día siguiente.
- Transforme su dormitorio en un oasis de aromas de tranquilidad: experimente con combinaciones de fragancias relajantes de aceites esenciales como el cedro y la vainilla.
- Beba una taza de leche tibia con canela y miel antes de dormir; esta combinación puede favorecer el sueño y reducir el estrés.
- Desarrolle un ritual nocturno de gratitud: anote tres cosas por las que está agradecido ese día para encontrar un sueño positivo.
- Cree un ambiente sonoro propicio para dormir: reproduzca sonidos de la naturaleza o "ruido rosa" para enmascarar ruidos molestos.
- Enfríe su cuerpo antes de dormir: tome un baño tibio o dúchese brevemente con agua fría para bajar la temperatura corporal y aumentar la disposición para dormir.
- Respire antes de dormir en el ritmo 4-7-8: inhale durante cuatro segundos, mantenga la respiración durante siete segundos y exhale durante ocho segundos para calmar el sistema nervioso.
- Acaricie suavemente su cuerpo antes de dormir, desde los pies hasta la cabeza, para mejorar la percepción corporal y relajarse.
- Dedique la última hora antes de dormir a una luz tenue para estimular la producción de melatonina y apoyar el ritmo del sueño.
- Despiértese con luz del día: utilice un despertador de luz que simule el sol y despierte suavemente al cuerpo.

Revisión - 4. Sueño y regeneración

El sueño y la regeneración son esenciales para su salud mental y rendimiento. El texto original destaca la importancia de un entorno de sueño óptimo, rutinas nocturnas regulares y rituales de relajación específicos. A partir de esto, queremos ofrecerle recomendaciones concretas que puede adaptar a sus necesidades individuales. Comience analizando su situación actual: ¿qué tan bien duerme? ¿Qué factores perturban su sueño? Lleve un diario de sueño si es necesario, para identificar patrones y desencadenantes. Esto formará la base de su estrategia personal de sueño.

El diseño de su entorno de sueño juega un papel crucial. Minimice las fuentes de luz y ruido que lo perturban. Experimente con tapones para los oídos, cortinas opacas o un dispositivo de ruido blanco. Preste atención a una temperatura agradable en la habitación y ventile regularmente antes de dormir. Especialmente en fases estresantes, como durante los exámenes o en la vida laboral, un sueño reparador es particularmente importante. Por lo tanto, invierta tiempo y energía en optimizar su entorno de sueño para mejorar su rendimiento y bienestar. Recuerde: incluso pequeños cambios pueden tener un gran impacto.

Desarrolle una rutina nocturna individual que le ayude a desconectar y terminar el día de manera consciente. Evite dispositivos electrónicos en las últimas horas antes de dormir. La luz azul inhibe la producción de melatonina y perturba su ritmo de sueño. Técnicas de relajación como la meditación, la relajación muscular progresiva o el entrenamiento autógeno pueden ayudarle a reducir el estrés y encontrar la calma. Descubra qué actividades le benefician: un baño caliente, leer un libro o escuchar música relajante, e intégralas en su rutina nocturna. Un ritmo de sueño regular, es decir, horarios de dormir y despertar constantes, apoya la sincronización de su reloj interno y promueve un sueño reparador.

También durante el día, debe prestar atención a su regeneración. Integre pausas regulares en su rutina diaria para recargar sus reservas de energía. Las pausas activas con movimiento ligero son especialmente efectivas para reducir la fatiga y aumentar la concentración. Mantenga un ritmo diario equilibrado y evite la sobrecarga estableciendo límites claros. Aprenda a decir "no" y priorice sus propias necesidades. Los desafíos en la implementación son normales. Sea paciente consigo mismo y ajuste sus estrategias según sea necesario. No dude en buscar apoyo profesional si tiene dificultades para manejar sus problemas de sueño por su cuenta.

Invierta en su sueño: es una inversión en su salud, bienestar y rendimiento. Con las estrategias adecuadas y una dosis de autodisciplina, puede mejorar su calidad de sueño de manera sostenible y beneficiarse de los efectos positivos en su cuerpo y mente. Notará que su concentración, estado de ánimo y energía mejoran notablemente. Comience hoy mismo a implementar estos consejos y experimente el poder transformador de un sueño reparador.

5. Salud cerebral integral

¿Qué hace realmente a un cerebro saludable? Desde hace tiempo sabemos que los nutrientes individuales o las sesiones de entrenamiento aisladas son insuficientes. Nuestro órgano pensante funciona como parte de un sistema complejo en el que la alimentación, el ejercicio y las relaciones interpersonales interactúan. La neurociencia moderna muestra de manera impresionante cuán estrechamente están entrelazados estos factores. En este capítulo descubrirá conexiones sorprendentes y aprenderá estrategias prácticas que van mucho más allá de los consejos de salud tradicionales.

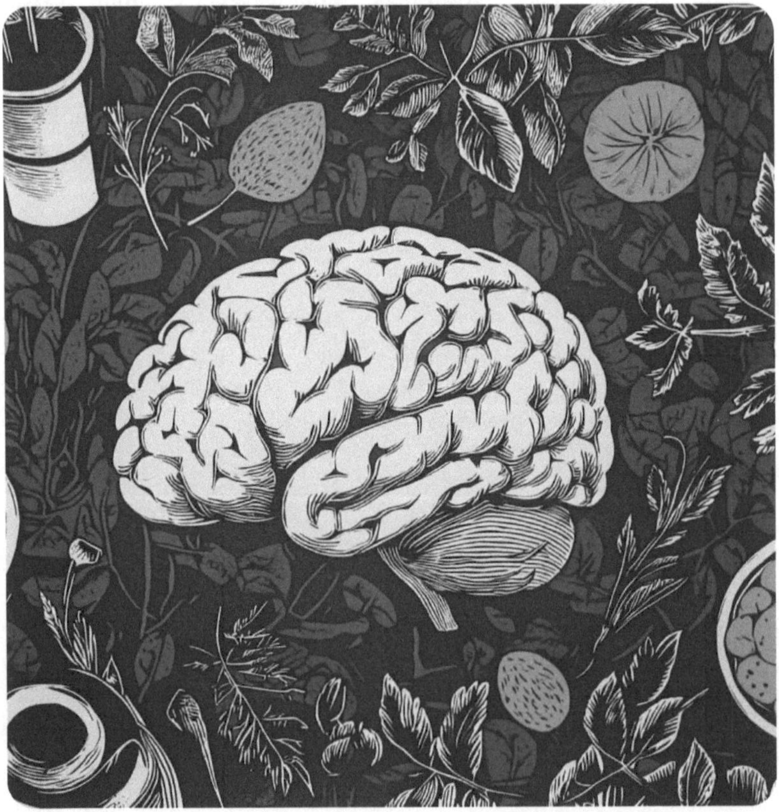

5. 1 Conexión cuerpo-mente

El cuerpo y la mente están inseparablemente conectados. La regeneración nerviosa, el equilibrio hormonal y el metabolismo influyen de manera fundamental en nuestra capacidad mental y nuestro bienestar emocional. Los desequilibrios en estos sistemas pueden llevar a dificultades de concentración, cambios de humor y otros problemas mentales. La alimentación juega un papel decisivo para el funcionamiento óptimo de estos sistemas. Proporciona los componentes necesarios para la regeneración nerviosa, influye en la producción hormonal y regula el metabolismo. Descubra a continuación cómo puede fortalecer la conexión cuerpo-mente y optimizar su salud mental a través de una alimentación específica.

La salud de tu cerebro está intrínsecamente relacionada con la salud de tu cuerpo. La alimentación, el ejercicio, el sueño y la gestión del estrés trabajan en conjunto para optimizar la regeneración nerviosa, el equilibrio hormonal y el metabolismo, promoviendo así la concentración, el rendimiento y el bienestar emocional.

Regeneración de nervios

Las células nerviosas, los componentes básicos de nuestro sistema nervioso, poseen una notable, aunque limitada, capacidad de regeneración. Esta regeneración, también conocida como neuroplastizitaet, permite que el sistema nervioso se adapte a los cambios y repare conexiones dañadas [s111]. Un aspecto importante de la regeneración de nervios es el crecimiento de axones, las largas extensiones de las células nerviosas que transmiten señales a otras células. Este proceso requiere una compleja cascada de eventos moleculares y se ve influenciado por diversos factores, incluidos factores de crecimiento y el entorno del tejido nervioso dañado. La formación de nuevas synapsen, los puntos de contacto entre las células nerviosas, también juega un papel crucial en la restauración de la función neuronal. La nutrición tiene una influencia importante en la regeneración de nervios, proporcionando los componentes necesarios y la energía para estos complejos procesos [s111]. Los micronutrientes, especialmente las vitaminas y minerales, son de particular relevancia. Por ejemplo, la vitamina B1, también conocida como tiamina, está involucrada en la formación de sinapsis y en la mielinización. La mielina, una sustancia rica en grasas que recubre los axones, actúa como una capa aislante y acelera la transmisión de señales. Por lo tanto, un nivel adecuado de vitamina B1 puede apoyar la velocidad de conducción nerviosa y la regeneración de

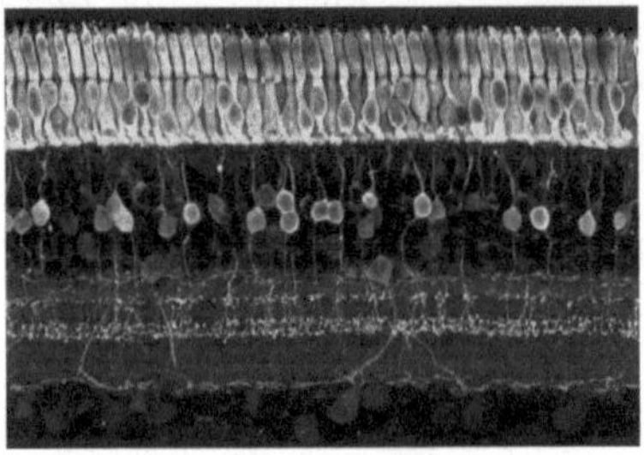

Neurona [i43]

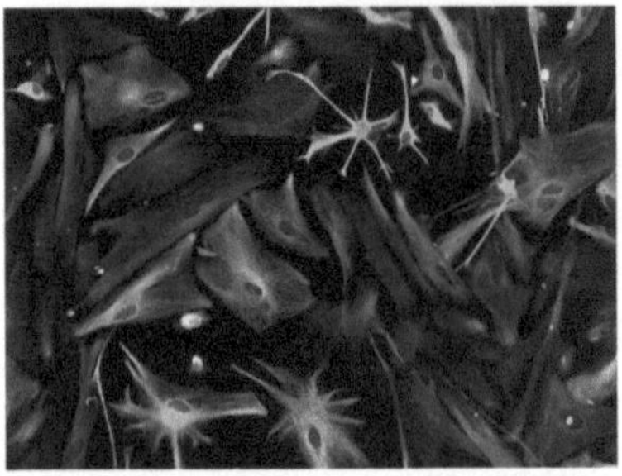

Diferenciación neuronal [i44]

fibras nerviosas. Por otro lado, una deficiencia de vitamina B5 puede afectar la síntesis de acetilcolina, un neurotransmisor esencial para la comunicación entre las células nerviosas. De manera similar, los minerales como el hierro y el zinc son importantes. El hierro es necesario para la diferenciación neuronal y la proliferación, mientras que el zinc juega un papel en la formación y migración de neuronas, así como en la formación de conexiones sinápticas. Para promover la regeneración de nervios, una dieta equilibrada, rica en las vitaminas y minerales mencionados, puede ser útil. Los productos integrales, legumbres, nueces y semillas, por ejemplo, proporcionan vitaminas B, mientras que la carne, el pescado y las verduras de hoja verde son buenas fuentes de hierro. El zinc se encuentra, entre otros, en ostras, semillas de calabaza y carne de res. Para determinar las necesidades individuales de micronutrientes y complementarlos si es necesario, puede ser útil una consulta con un médico o un dietista. Además de una ingesta óptima de nutrientes, otros factores como el ejercicio regular, un sueño adecuado y la gestión del estrés pueden influir positivamente en la regeneración de nervios.

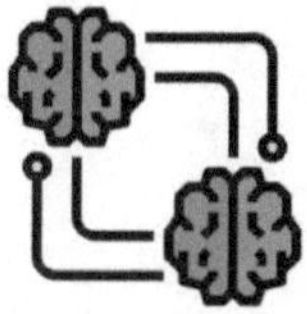

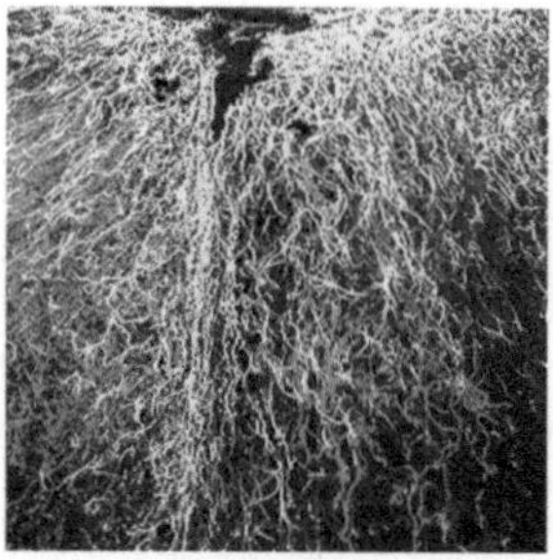

axón [i45]

Progreso de la Regeneración Nerviosa

Progreso hipotético de la regeneración nerviosa a lo largo del tiempo con una nutrición y salud mental mejoradas.

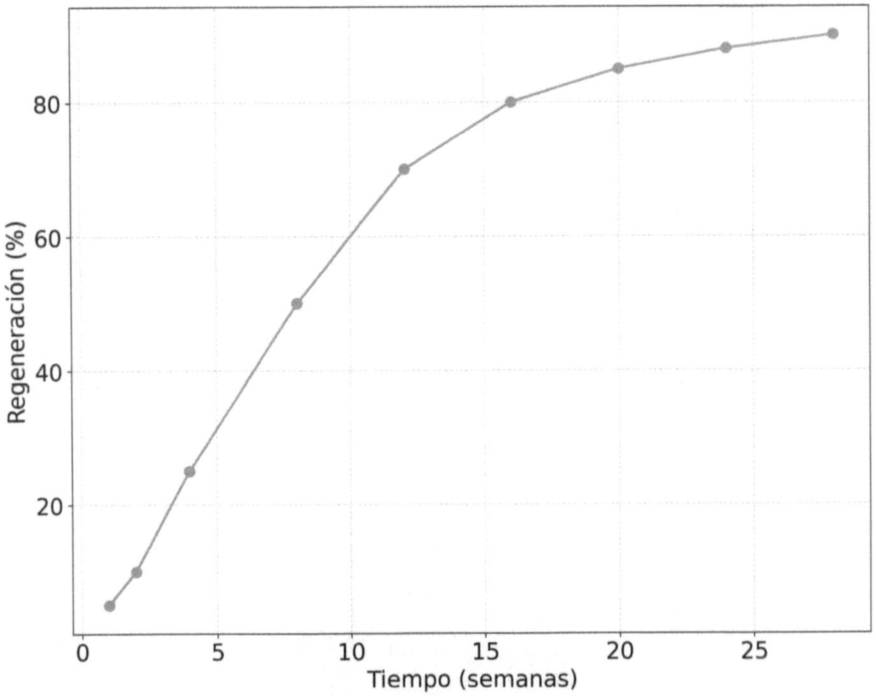

Este gráfico ilustra una posible correlación positiva entre el tiempo, la mejora de la nutrición, el bienestar mental y la regeneración nerviosa. La fase inicial muestra un progreso más lento, lo que podría representar el período de ajuste del cuerpo. El aumento posterior en la velocidad de regeneración podría sugerir el impacto positivo de una mejor nutrición y una reducción del estrés. La fase de meseta podría indicar un límite natural a la velocidad de regeneración, incluso en condiciones óptimas. Es fundamental recordar que la regeneración nerviosa individual varía mucho y este gráfico representa un escenario hipotético generalizado.

Equilibrio hormonal

Las hormonas, mensajeros químicos en el cuerpo, regulan numerosas funciones, desde el metabolismo y el estado de ánimo hasta el sueño y la reproducción. Un equilibrio hormonal es esencial para el bienestar general, mientras que un desequilibrio puede llevar a diversos problemas. La alimentación influye significativamente en la producción y función hormonal. Por ejemplo, el consumo de carbohidratos altamente procesados puede provocar fluctuaciones en los niveles de azúcar en sangre, afectando la liberación de hormonas como cortisol y adrenalina, lo que puede aumentar el riesgo de depresión y ansiedad [s112]. En contraste, una mediterrane_ernaehrungsweise, rica en frutas, verduras, granos enteros y grasas saludables, puede tener efectos antiinflamatorios y potencialmente aliviar síntomas depresivos [s112]. El darmhirnachse, una compleja conexión de comunicación entre el intestino y el cerebro, también juega un papel importante en la regulación hormonal y la salud mental. Los microorganismos que habitan en el intestino, conocidos como flora intestinal o microbioma, influyen en la producción hormonal y la respuesta al estrés, lo que a su vez puede afectar la salud mental [s113]. Una dieta saludable puede promover la diversidad y funcionalidad del microbioma, lo que puede tener efectos positivos en la regulación emocional [s112]. Los probióticos y praebiotika, que apoyan el crecimiento de bacterias intestinales beneficiosas, también pueden influir positivamente en el equilibrio hormonal y la salud mental [s113]. Las señales hormonales desencadenadas por la ingesta de alimentos también afectan procesos cognitivos como el aprendizaje y la formación de la memoria [s114]. La leptina, por ejemplo, una hormona producida en el tejido adiposo, regula la ingesta de alimentos y promueve la expresión de BDNF (factor neurotrófico derivado del cerebro) en el hipotálamo, una región del cerebro involucrada en procesos de aprendizaje [s114]. La grelina, una hormona liberada cuando el estómago está vacío, estimula el apetito y promueve la synaptische_plastizitaet y la formación de la memoria [s114]. GLP-1 (péptido 1 similar al glucagón), una hormona que se libera después de comer, mejora la memoria asociativa y espacial y regula el equilibrio energético [s114]. La insulina, una hormona que regula los niveles de azúcar en sangre, puede influir en la actividad sináptica y el procesamiento cognitivo [s114]. El equilibrio hormonal es especialmente importante durante el embarazo y la lactancia. El equilibrio hormonal de la madre, especialmente de

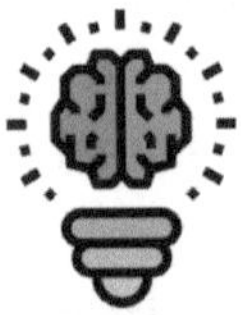

hormonas del estrés como el cortisol, puede influir en el desarrollo del feto [s115]. El estrés crónico durante el embarazo puede afectar el desarrollo cerebral del niño y aumentar el riesgo de trastornos emocionales y cognitivos posteriores. Por otro lado, una salud mental positiva de la madre fomenta el apego y el desarrollo social-emocional saludable del niño [s115]. Durante la lactancia, se libera oxitocina, una hormona asociada con el apego y el bienestar. La oxitocina promueve la conexión emocional entre madre e hijo y puede reducir el riesgo de depresión y ansiedad posparto [s116]. La lactancia también puede fortalecer la autoestima y la confianza de la madre [s116]. El contacto piel a piel durante la lactancia refuerza el vínculo entre madre e hijo y fomenta la sensibilidad materna a las necesidades del bebé [s116]. Una dieta equilibrada, rica en nutrientes esenciales, es importante tanto durante el embarazo como en la lactancia para apoyar el equilibrio hormonal y promover la salud de la madre y el niño. Por ejemplo, una ingesta adecuada de ácidos grasos omega-3, presentes en pescados grasos como el salmón, puede apoyar el desarrollo cerebral del feto y estabilizar el estado de ánimo de la madre.

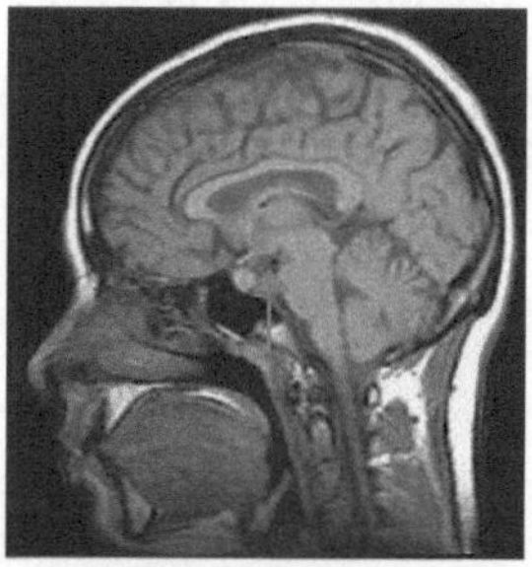

Hipotálamo [i46]

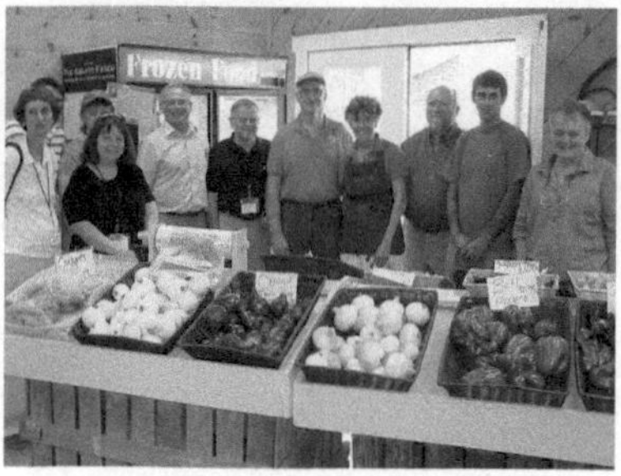

Dieta mediterránea [i47]

Influencia Hormonal en el Estado de Ánimo

Hormonas clave que impactan el estado de ánimo y el bienestar mental.

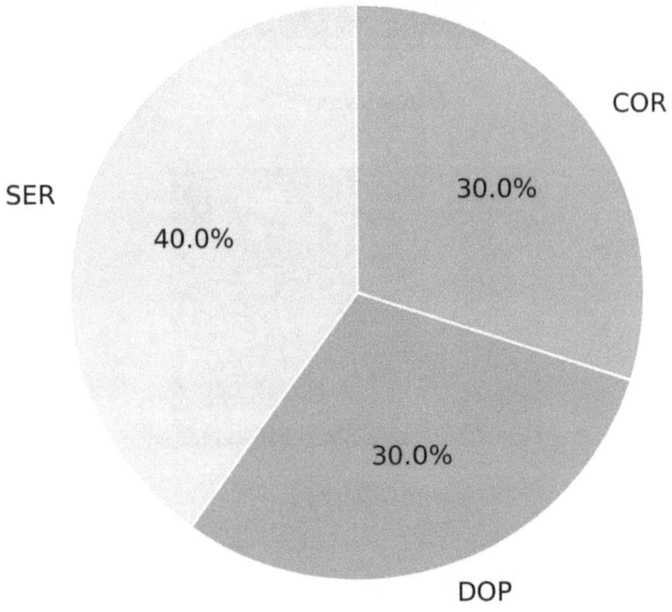

- COR: Cortisol
- DOP: Dopamina
- SER: Serotonina

La serotonina juega un papel importante en la regulación del estado de ánimo, lo que explica su mayor representación. Los niveles equilibrados de dopamina contribuyen a la motivación y la recompensa, mientras que el cortisol, relacionado con la respuesta al estrés, necesita un manejo cuidadoso para una salud mental óptima. Las fluctuaciones en estas hormonas pueden afectar el estado de ánimo, el sueño y el bienestar general.

Optimización del metabolismo

El metabolismo, la totalidad de todos los procesos bioquímicos en el cuerpo, influye significativamente en nuestra energía, concentración y estado de ánimo. Por lo tanto, una optimización de estos procesos puede tener un impacto positivo en la salud mental. Ayurveda, un sistema médico tradicional indio, considera el "fuego digestivo" (Agni) como clave para la regulación del metabolismo y, por ende, para la salud y la longevidad [s117]. Un metabolismo que funciona bien asegura una absorción eficiente de nutrientes y producción de energía, lo que a su vez afecta las funciones cognitivas y el equilibrio emocional. La sincronización con ritmos naturales, como el ciclo de sueño-vigilia y las estaciones, también juega un papel en la optimización del metabolismo [s117]. Horarios de sueño regulares y una dieta que considere alimentos de temporada pueden apoyar al cuerpo en sus procesos naturales. Las terapias ayurvédicas, que se centran en la desintoxicación y rejuvenecimiento, también pueden contribuir a la optimización del metabolismo [s117]. Además de la perspectiva ayurvédica, la investigación moderna subraya la importancia de los mikronaehrstoffen para el metabolismo energético y las funciones celulares, que a su vez influyen en el rendimiento físico y mental [s118]. Las vitaminas y minerales actúan sinérgicamente para asegurar la producción de energía y el suministro de oxígeno al cerebro y los músculos. Las vitaminas del grupo B, la vitamina C, el hierro y el magnesio son especialmente relevantes para estos procesos [s118]. Una deficiencia de cualquiera de estos nutrientes puede afectar todo el metabolismo energético y llevar a fatiga, debilidad de concentración y cambios de humor. Por lo tanto, una ingesta adecuada de estos micronutrientes a través de una dieta equilibrada o, si es necesario, mediante suplementos alimenticios, puede apoyar la salud mental [s118]. La forma en que se ve una dieta equilibrada varía de persona a persona y depende de factores como la edad, el sexo y el nivel de actividad. Una dieta rica en granos enteros, frutas, verduras, legumbres y nueces generalmente proporciona una buena base de micronutrientes.

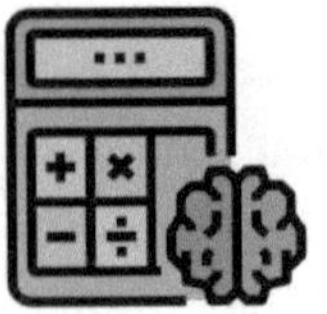

Si es necesario, un análisis de sangre puede revelar posibles deficiencias y servir como base para una suplementación específica. Sin embargo, es recomendable coordinar la ingesta de suplementos con un médico o nutricionista. La investigación sobre la relación exacta entre la dieta y la salud mental aún está en curso y requiere más estudios para poder ofrecer recomendaciones más específicas y basadas en evidencia [s119]. No obstante, los datos actuales sugieren que la optimización del metabolismo a través de una dieta equilibrada, la consideración de ritmos naturales y, si es necesario, terapias ayurvédicas, puede tener efectos positivos en la salud mental.

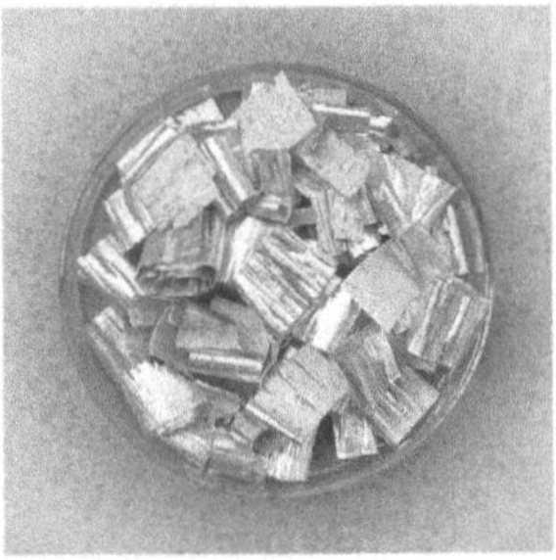

Magnesio [i48]

Bueno saber

Agni

En Ayurveda, Agni se refiere al 'fuego digestivo' y representa la capacidad del cuerpo para digerir los alimentos y convertirlos en energía. Un Agni fuerte es esencial para la salud física y mental, ya que optimiza la absorción de nutrientes y el metabolismo energético.

Ayurveda

El Ayurveda es un sistema médico tradicional indio que considera al cuerpo y la mente de manera holística. Enfatiza el equilibrio de las funciones corporales, la nutrición y el estilo de vida para una vida saludable y larga. Las prácticas ayurvédicas pueden ayudar a reducir el estrés y mejorar el bienestar emocional.

Metabolismo

El metabolismo abarca todos los procesos bioquímicos en el cuerpo que son responsables del crecimiento, la reparación y la producción de energía. Un metabolismo optimizado puede estabilizar el estado de ánimo y promover la claridad mental al asegurar el suministro de nutrientes y energía al cerebro.

Suplementos alimenticios

Los suplementos alimenticios son productos que deben complementar la ingesta de nutrientes. Contienen vitaminas, minerales, hierbas u otros nutrientes. Sin embargo, deben tomarse solo después de consultar a un médico o nutricionista.

Impacto de los factores metabólicos en la salud cerebral

Influencia de los procesos metabólicos clave en la función cognitiva y el bienestar mental.

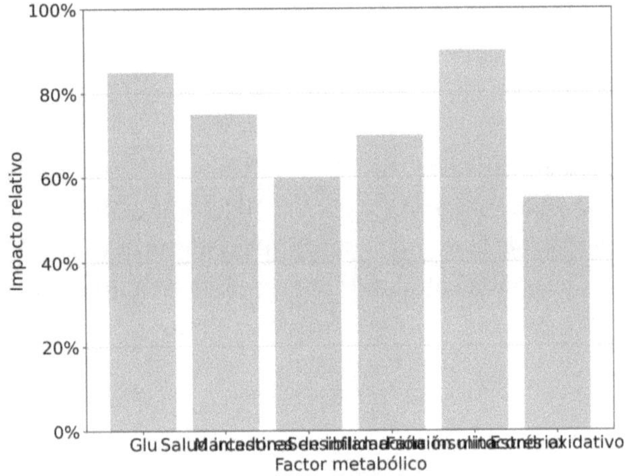

Estrés oxidativo: Estrés oxidativo

Función mitocondrial: Función mitocondrial

Glu: Regulación de la glucosa en sangre

Marcadores de inflamación: Marcadores de inflamación

Salud intestinal: Salud del microbioma intestinal

Sensibilidad a la insulina: Sensibilidad a la insulina

Este gráfico destaca la importante influencia de varios factores metabólicos en la salud cerebral. Si bien los niveles óptimos de azúcar en sangre parecen cruciales para la función cognitiva, la sensibilidad equilibrada a la insulina y la reducción de la inflamación parecen desempeñar un papel protector contra los problemas de salud mental. Además, los datos sugieren una fuerte correlación entre la función mitocondrial y el rendimiento cognitivo general, lo que indica su importancia para mantener un cerebro sano.

Consejos concretos

- Conscientemente, sienta la textura de los alimentos en su lengua mientras come y perciba intensamente su sabor.
- Masajee suavemente su cuero cabelludo mientras se lava el cabello para promover la circulación y calmar su sistema nervioso.
- Respire profundamente de manera consciente al entrar en una nueva habitación y perciba las diferentes fragancias y olores.
- Deje que el agua fluya sobre su cuerpo a diferentes temperaturas mientras se ducha y sienta las distintas sensaciones en su piel.
- Observe las nubes en el cielo y deje volar su imaginación sobre las formas y figuras que reconoce.
- Acaricie a su mascota o a un ser querido; la cercanía física puede fomentar la liberación de hormonas de vinculación y reducir el estrés.
- Camina descalzo sobre un prado o a lo largo de la playa y sienta el contacto de la naturaleza con su piel.
- Aprenda un nuevo ejercicio sensorial: concéntrese, por ejemplo, en escuchar los ruidos del entorno e intente identificarlos uno a uno.
- Desarrolle su ritual personal de atención plena: conecte diferentes percepciones sensoriales con la respiración consciente y las sensaciones corporales.
- Reflexione regularmente sobre la conexión entre su cuerpo y su mente y preste atención a las señales que le indican lo que necesita en ese momento.

5. 2 Interacción social

La interacción social es fundamental para la salud cerebral integral. La calidad de nuestras relaciones influye de manera significativa en nuestro bienestar y en nuestra capacidad cognitiva. Desde la primera infancia hasta la vejez, los contactos sociales moldean nuestro desarrollo emocional y nos protegen de la soledad. Sin embargo, las relaciones poco saludables y la falta de intercambio pueden afectar negativamente nuestra salud, comparable a factores de riesgo graves. Descubra a continuación cómo puede aprovechar el poder de la interacción social para fortalecer su salud mental.

> *Las interacciones sociales positivas, a través de la escucha activa y la comunicación valorativa, fomentan la salud cerebral y el bienestar psicológico por igual.*

Fomento de la comunicación

El fomento de la comunicación tiene como objetivo mejorar la calidad y cantidad de las interacciones sociales. Varios factores juegan un papel importante, entre ellos la escucha activa y la escucha reflexiva [s120]. La escucha activa significa prestar total atención al interlocutor y mostrar interés a través de señales no verbales, como asentir o mantener contacto visual. La escucha reflexiva va un paso más allá e implica repetir o resumir lo dicho para asegurarse de que se ha entendido correctamente al interlocutor. Estas técnicas transmiten al otro la sensación de ser escuchado y comprendido, lo que constituye la base para una comunicación efectiva y de confianza [s120]. El fomento de las interacciones sociales es relevante en diferentes etapas de la vida, desde la infancia hasta la vejez [s121] [s122]. En la adolescencia, los contactos entre pares adquieren una importancia especial [s121]. Amistades estables y un entorno social de apoyo tienen un impacto positivo en la salud mental y protegen contra el aislamiento social [s121]. En la vejez, el contacto con familiares, amigos y vecinos puede ayudar a reducir la soledad y mantener la función cognitiva [s122]. Las videollamadas regulares también pueden disminuir el riesgo de deterioro cognitivo y aislamiento social en adultos mayores [s122]. Las actividades sociales, como visitar a vecinos o participar en actividades de voluntariado, también están asociadas con una mejor salud cognitiva

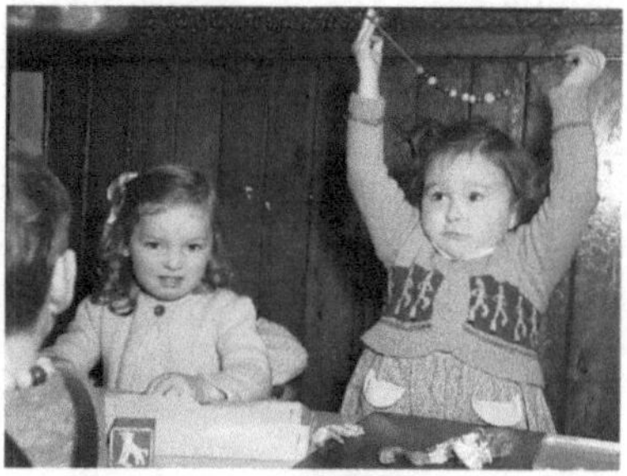

Lenguaje corporal [i49]

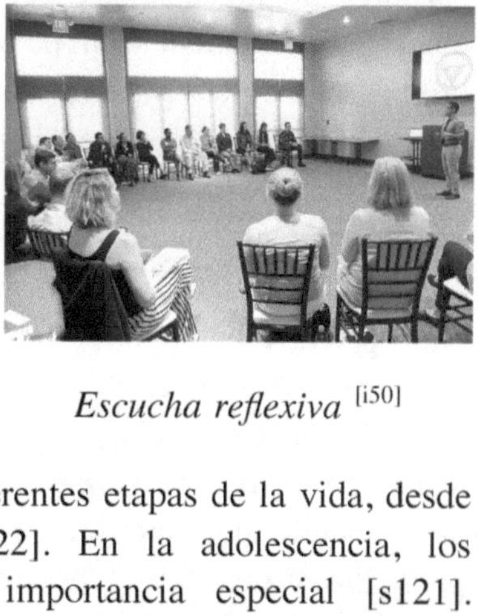

Escucha reflexiva [i50]

en la vida posterior [s122]. Las intervenciones para fomentar la comunicación deben considerar tanto la percepción subjetiva de las interacciones sociales como el número y la frecuencia objetiva de los contactos [s123]. Mejorar las habilidades sociales, como la capacidad de iniciar y mantener conversaciones, puede aumentar la calidad de las interacciones sociales. Al mismo tiempo, es importante fomentar el apoyo social y construir redes. Esto se puede lograr participando en actividades grupales, utilizando plataformas en línea o

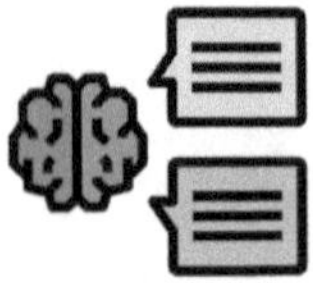

tomando la iniciativa de establecer nuevos contactos. Las tecnologías digitales pueden ayudar a mantener los contactos sociales, especialmente en tiempos de distanciamiento físico [s121] [s123]. Las redes sociales y las herramientas de videoconferencia permiten mantenerse en contacto con amigos y familiares, incluso cuando las reuniones en persona no son posibles. Las intervenciones digitales también pueden utilizarse específicamente para apoyar las interacciones sociales, por ejemplo, a través de grupos de autoayuda en línea o reuniones virtuales [s123]. Para mejorar la propia comunicación y fomentar las interacciones sociales, puede ser útil prestar atención a la propia lenguaje corporal. Una expresión facial abierta y amigable, una postura erguida y un contacto visual adecuado transmiten interés y confianza en uno mismo. También la forma en que se habla influye en la comunicación. Una pronunciación clara y precisa, un volumen adecuado y un tono variado ayudan a ser bien entendido y a mantener la atención del interlocutor. Quien escucha activamente, formula preguntas y responde a las necesidades del otro crea una atmósfera de comunicación positiva y fomenta el establecimiento de relaciones sociales estables.

Bueno saber

Contactos entre pares

Los contactos entre pares, es decir, las relaciones con compañeros, son especialmente importantes en la adolescencia para el desarrollo del comportamiento social y la regulación emocional. Un entorno positivo entre pares puede fortalecer la resiliencia mental y fomentar la autoestima.

Tecnologías digitales

Las tecnologías digitales pueden tener tanto efectos positivos como negativos en las interacciones sociales y la salud mental. Mientras que las redes sociales pueden facilitar la comunicación, también existe el riesgo de ciberacoso y comparación social. Un uso consciente de las tecnologías digitales es importante para aprovechar los beneficios y minimizar los riesgos.

Señales no verbales

Las señales no verbales como la expresión facial, los gestos y la postura corporal juegan un papel importante en la comunicación y pueden influir en la salud mental. Una sonrisa o una postura abierta pueden, por ejemplo, transmitir emociones positivas y aumentar el bienestar.

Comunicación e interacción social

Impacto de los tipos de comunicación en la interacción social y el bienestar mental.

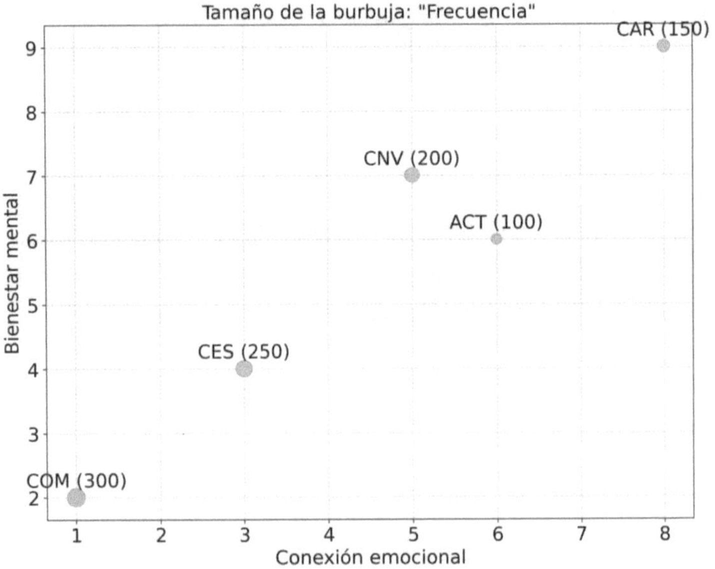

Blasengröße: Frecuencia

ACT: Actividades grupales

CES: Comunicación escrita

COM: Comunicación digital

CAR: Cara a cara

CNV: Señales no verbales

La comunicación digital muestra una alta frecuencia pero una menor conexión emocional, lo que podría aumentar la soledad a pesar de la interacción frecuente. La comunicación cara a cara, aunque menos frecuente para algunos grupos, demuestra una mayor correlación con el bienestar mental positivo, lo que sugiere que la calidad es más importante que la cantidad en la interacción social. La comunicación no verbal juega un papel crucial en todos los tipos de comunicación, destacando la importancia de las señales emocionales para la conexión y el bienestar.

Desarrollo de relaciones

Las interacciones sociales son complejas y afectan la salud y el bienestar [s124] [s125]. Además de la cantidad y frecuencia de los contactos sociales, la calidad de estos influye especialmente en nuestra vida [s125]. Las conexiones sociales tienen un efecto positivo en la salud y reducen el riesgo de mortalidad, mientras que la aislamiento social tiene consecuencias negativas para la salud e incluso se asocia con una mayor mortalidad [s124] [s125]. Una baja interacción social puede ser perjudicial para la salud, comparable al consumo de 15 cigarrillos al día [s125]. Por lo tanto, es importante cuidar las relaciones existentes y construir nuevas en cualquier etapa de la vida. La interacción temprana con figuras de apego moldea la capacidad futura de regulación emocional e interacción social [s126]. Un apego seguro en la infancia tiene un efecto positivo en el desarrollo de la empatía y la capacidad de entender los pensamientos y sentimientos de los demás (Mentalización) [s126]. Estas experiencias tempranas forman la base para relaciones posteriores y la salud mental general. Incluso en la adultez, las relaciones sociales influyen en nuestro comportamiento, como nuestros hábitos alimenticios [s127]. La influencia mutua dentro de las parejas puede llevar a patrones alimenticios compartidos, incluso poco saludables [s127]. Las comidas compartidas, en cambio, fortalecen los lazos sociales y fomentan emociones positivas [s127]. Por lo tanto, en las relaciones es importante mantener un manejo consciente de las influencias mutuas. Una noche de cocina conjunta con

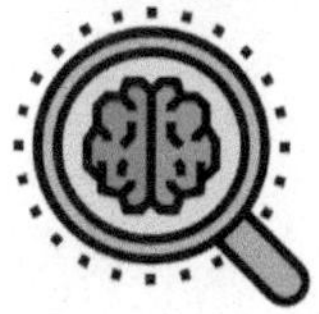

ingredientes frescos puede ser una alternativa saludable a la comida para llevar habitual y, al mismo tiempo, fortalecer la relación. No solo la familia, sino también amigos y conocidos influyen en nuestras decisiones. Control social, es decir, la aliento implícito o explícito hacia comportamientos saludables por parte de nuestro entorno social, puede influir positivamente en nuestro estilo de vida [s124]. Inversamente, el estrés en las relaciones sociales puede tener efectos negativos en la salud y llevar a patrones de comportamiento desfavorables [s124]. Por lo tanto, una red social de apoyo es esencial para nuestro bienestar.

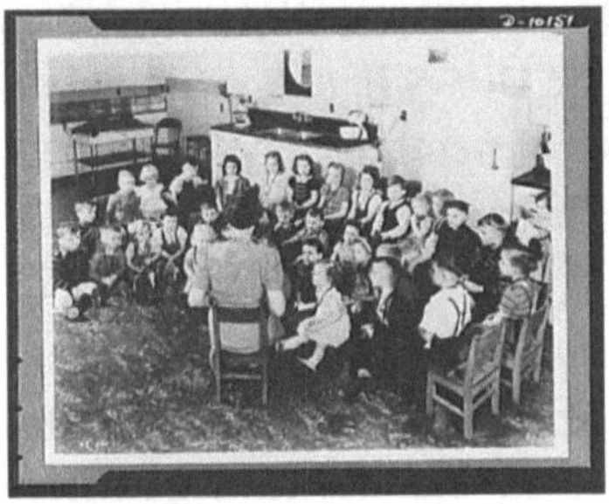

Hábitos alimenticios [i51]

Bueno saber

Control social

La influencia del entorno social en el comportamiento de un individuo. Este control puede ser implícito o explícito y tener tanto efectos positivos como negativos en la salud. El control social positivo puede manifestarse, por ejemplo, a través del aliento a actividades deportivas o una alimentación saludable. Por otro lado, el control social negativo puede llevar a comportamientos poco saludables como el consumo excesivo de alcohol o la falta de ejercicio. Un equilibrio entre la libertad individual y el apoyo social es importante para la salud mental.

Mentalización

La capacidad de entender y reflexionar sobre los propios pensamientos y sentimientos, así como los de otras personas. Una buena capacidad de mentalización es importante para las interacciones sociales, ya que permite la empatía y el cambio de perspectiva, contribuyendo así a una mejor comprensión del comportamiento de los demás. Puede ser fomentada a través de un apego seguro en la infancia y contribuye en la adultez a relaciones más estables y a un mejor manejo de conflictos.

Influencia de la nutrición en la interacción social

Nutrición y habilidades sociales

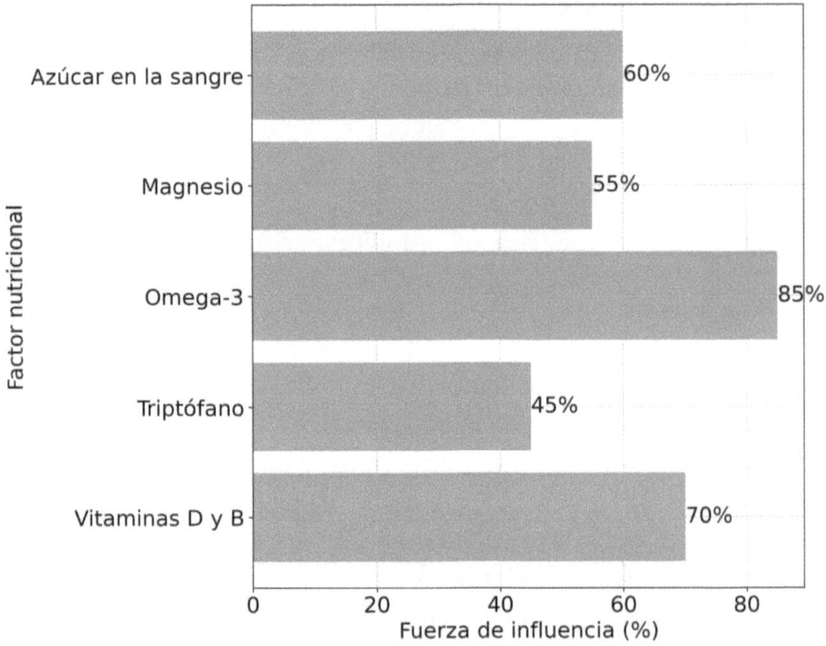

AZU: Azúcar en la sangre

MAG: Magnesio

OM3: Omega-3

TRI: Triptófano

VIT: Vitaminas D y B

El diagrama muestra la influencia positiva de varios factores nutricionales en las interacciones sociales. Suficientes ácidos grasos omega-3 promueven la regulación emocional y la empatía, mientras que un nivel estable de azúcar en la sangre mejora la concentración y la resistencia social. La vitamina D y las vitaminas B juegan un papel en la regulación del estado de ánimo y reducen la ansiedad social. Por lo tanto, una dieta equilibrada puede mejorar la calidad de las interacciones sociales.

Actividades comunitarias

Las actividades comunitarias ofrecen diversas oportunidades para establecer y mantener contactos sociales, lo que puede tener un efecto positivo en la salud mental. La participación en actividades conjuntas, ya sea en clubes deportivos, coros, organizaciones de voluntariado o grupos informales, como un curso de cocina en grupo, fomenta el intercambio con otros y puede contrarrestar la aislamiento social. A menudo, surgen nuevos roles sociales y responsabilidades que pueden fortalecer la autoestima y dar sentido a la vida. La experiencia compartida y las vivencias comunes crean un sentido de pertenencia y refuerzan la cohesión social. A través de la interacción con otros en un contexto comunitario, también ampliamos nuestras perspectivas y conocemos nuevas formas de ver las cosas. Esto puede llevar a una comprensión más profunda de otras personas y culturas y fomentar nuestra competencia social. La participación en actividades comunitarias también puede ayudar a reducir el estrés y mejorar el estado de ánimo, ya que promueve emociones positivas y un sentido de conexión. Por ejemplo, quien participa en un club de jardinería local no solo disfruta de la alegría de crear en conjunto, sino que también se beneficia del ejercicio al aire libre y del intercambio con personas afines. En una relación de pareja, la participación conjunta en tales actividades puede fortalecer la relación y aportar

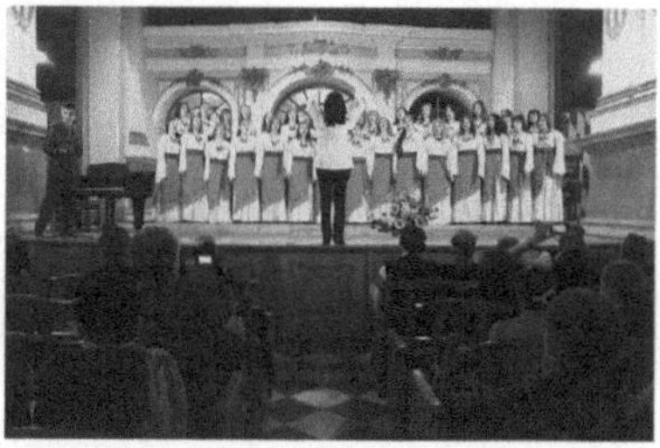

Coro [i52]

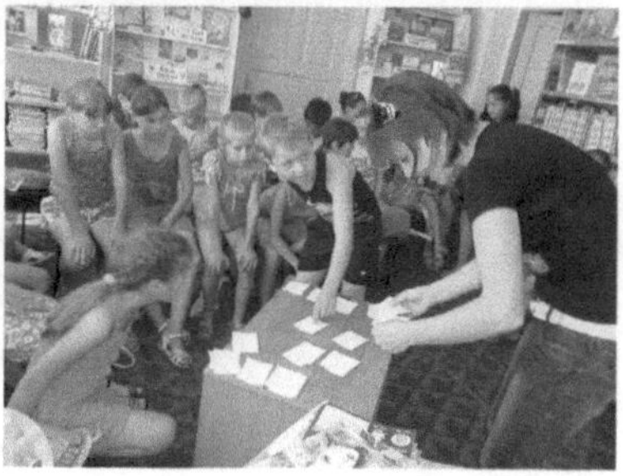

Voluntariado [i53]

nuevos impulsos al crear experiencias compartidas e intereses comunes. Es importante elegir actividades que se correspondan con los propios intereses y habilidades para mantener la motivación y el disfrute a largo plazo. Umberson, D., & Montez, J. K. (2010). Relaciones sociales y salud: Un punto crítico para la política de salud. *Journal of health and social behavior*, *51* (S), S54–S66. Kawachi, I., & Berkman, L. F. (2001). Vínculos sociales y salud mental. *Journal of Urban health*, *78*(3), 458–467.

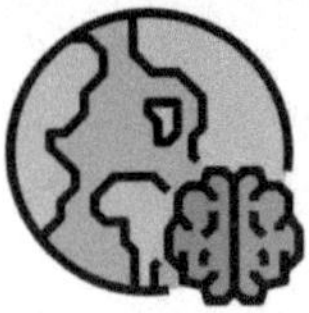

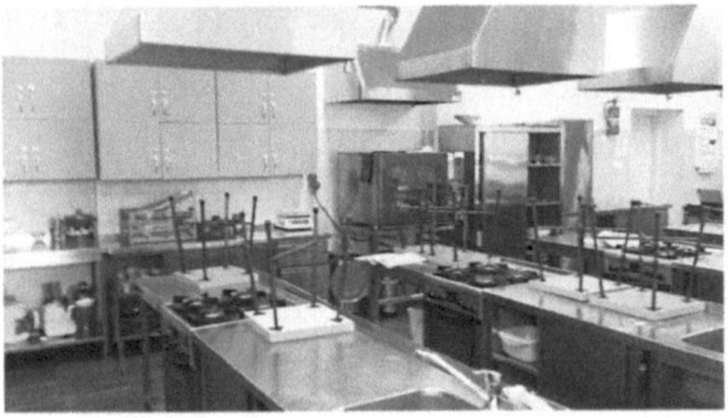

Curso de cocina [i54]

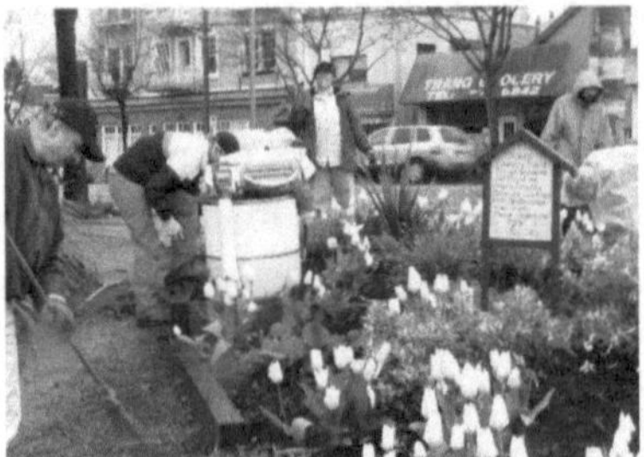

Asociación de jardinería/Sociedad hortícola [i55]

Bueno saber

Aislamiento social

El aislamiento social puede llevar a una falta de apoyo emocional y a un mayor riesgo de depresión y ansiedad. Una dieta equilibrada y el ejercicio regular pueden ayudar a estabilizar el estado de ánimo y aumentar la resiliencia al estrés, lo que a su vez puede mitigar los efectos negativos del aislamiento social.

Competencia social

La competencia social abarca la capacidad de comunicarse eficazmente con los demás, construir relaciones y resolver conflictos. Nutrientes específicos, como los ácidos grasos omega-3, pueden apoyar la función cerebral y el rendimiento cognitivo, lo que puede tener un efecto positivo en la competencia social.

Estrés

El estrés crónico puede afectar la salud mental y aumentar el riesgo de diversas enfermedades. Una dieta saludable con suficientes vitaminas y minerales puede ayudar al cuerpo a manejar el estrés y reducir los efectos negativos del estrés en el cerebro. La participación en actividades comunitarias también puede contribuir a reducir el estrés y ofrecer apoyo social.

Actividades Comunitarias para el Bienestar Mental

Distribución de las actividades comunitarias que impactan la salud mental.

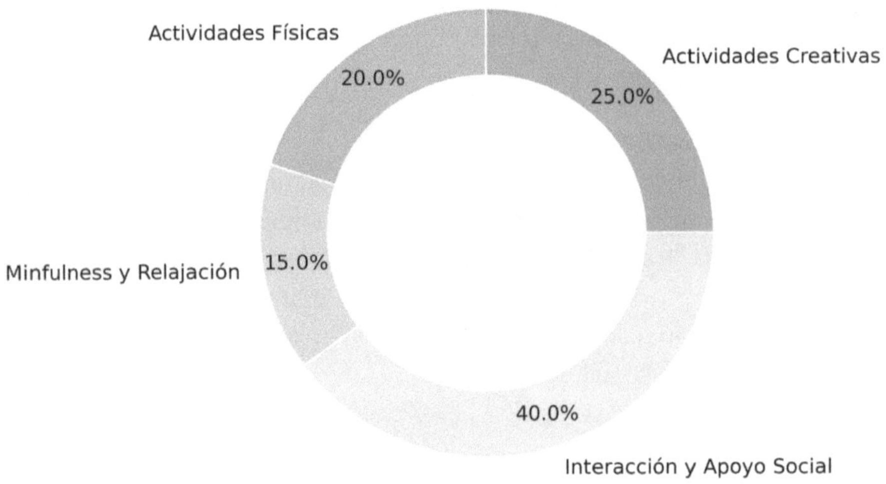

ACF: Actividades Físicas

ACR: Actividades Creativas

IAS: Interacción y Apoyo Social

MIN: Minfulness y Relajación

La interacción social constituye una parte significativa de las actividades comunitarias beneficiosas, lo que destaca la importancia de la conexión para el bienestar mental. Las actividades creativas ofrecen una salida para la expresión y la estimulación cognitiva, mientras que la actividad física contribuye tanto a la salud física como a la mental. Las prácticas de mindfulness, aunque con una representación menor, desempeñan un papel crucial en la reducción del estrés y la regulación emocional. Una participación equilibrada en estos tipos de actividades puede contribuir a un enfoque holístico del bienestar mental.

Consejos concretos

- Quédese con amigos para una noche de cocina y concéntrese en degustar los diferentes ingredientes y sabores.
- Visite un curso de pintura y comparta con otros participantes su percepción de los colores y formas.
- Salga a la naturaleza con amigos y descríbanse mutuamente sus impresiones sensoriales: el aroma del bosque, el canto de los pájaros, el calor del sol en la piel.
- Aprenda un nuevo idioma en grupo y preste atención consciente a los diferentes sonidos y la melodía del idioma.
- Participe en un curso de baile y concéntrese en la cercanía física con su pareja de baile y las señales no verbales que intercambian.
- Asista a un concierto o una obra de teatro y luego comparta con amigos sus reacciones emocionales y el impacto de la música o la obra.
- Involúcrese como voluntario en un proyecto social y experimente la alegría y el sentido que le brinda la interacción con otras personas.
- Organice una noche de juegos con amigos y familiares y concéntrese en la comunicación y el intercambio durante el juego.
- Reúnase regularmente con amigos para pasear por la naturaleza y utilice el tiempo para conversar y compartir sus pensamientos y sentimientos.
- Forme un grupo de conversación con amigos o vecinos para intercambiar regularmente sobre diferentes temas y ampliar sus perspectivas.
- Escriba cartas o correos electrónicos a amigos y familiares para expresar sus pensamientos y sentimientos y mantener la conexión con sus seres queridos.

5. 3 Entrenamiento mental

El entrenamiento mental es esencial para la salud cerebral integral. Incluye estrategias para mejorar la memoria, la creatividad y los procesos de aprendizaje. Estas habilidades no solo son importantes para el éxito académico, sino que también influyen en nuestra capacidad de rendimiento en la vida cotidiana, nuestra toma de decisiones y nuestro bienestar. A menudo subestimados, los déficits en estas áreas pueden llevar a problemas en la vida profesional y personal. Las habilidades cognitivas se pueden entrenar y optimizar mediante ejercicios y estrategias específicas. Desde el entrenamiento de la memoria hasta la promoción de la creatividad y el desarrollo de métodos de aprendizaje efectivos, las posibilidades son diversas. Descubra a continuación cómo puede desarrollar su potencial mental y aumentar de manera sostenible su rendimiento cerebral.

El entrenamiento mental, como ejercicios de memoria, videojuegos o búsqueda en Internet, combinado con actividad física y una alimentación saludable, fomenta la plasticidad neuronal y mejora el rendimiento cognitivo, incluyendo la memoria, la concentración y la creatividad.

Ejercicios de memoria

Los ejercicios de memoria sirven para mejorar y mantener las habilidades cognitivas. Los programas de entrenamiento cognitivo, que se centran específicamente en la memoria y las habilidades cognitivas, muestran efectos positivos, especialmente en adultos mayores [s128]. La práctica regular con tales programas puede ayudar a contrarrestar el deterioro cognitivo relacionado con la edad y mejorar el rendimiento de la memoria. Además de estos programas, hay otras formas de entrenar la memoria. Las investigaciones en Internet requieren circuitos neuronales y pueden considerarse una forma de entrenamiento mental [s128]. La navegación a través de la avalancha de información en Internet, encontrar contenido relevante y conectar información entrena diversas habilidades cognitivas, incluida la memoria. Otra opción son los videojuegos. Los estudios demuestran que mejoran el rendimiento de la memoria, las habilidades de multitarea y otras capacidades cognitivas [s128]. Jugar videojuegos de acción puede mejorar la atención visual y los tiempos de reacción, lo que puede tener un efecto positivo en la memoria, ya que la información se capta y procesa más rápidamente. El entrenamiento de multitarea, como el que se transmite a través de los videojuegos, puede aumentar el rendimiento cognitivo en diversas áreas, incluida la memoria de trabajo y la atención [s128]. La memoria de trabajo, la capacidad de almacenar y procesar información temporalmente, juega un papel crucial en muchos procesos cognitivos. Los estudios muestran que el entrenamiento específico de la memoria de trabajo puede mejorar la inteligencia fluida, es decir, la capacidad de resolver problemas y adaptarse a nuevas situaciones [s128]. Además, existe una relación entre la actividad física y la salud cognitiva. La aptitud aeróbica, es decir, el entrenamiento de resistencia, promueve la neuronale_plastizitaet y la salud del cerebro [s129]. La plasticidad neuronal describe la capacidad del cerebro para cambiar y adaptarse a través de nuevas experiencias y aprendizaje. La actividad física puede prevenir la pérdida de tejido cerebral relacionada con la edad y mejorar la función de las regiones cognitivas superiores que son importantes para la memoria [s129]. Un mayor volumen hipocampal, una región del cerebro estrechamente relacionada con la memoria, se asocia con la actividad física [s129]. El factor neurotrófico derivado del cerebro (BDNF) juega un papel importante en la mejora de las funciones cognitivas a través de la actividad física [s129]. El BDNF apoya el crecimiento y la supervivencia de las neuronas y promueve la plasticidad sináptica, que es la base del aprendizaje y la memoria. El ejercicio y una dieta saludable pueden tener un efecto sinérgico en la función cognitiva [s129]. La actividad física regular puede mejorar el kognitive_kontrolle y la velocidad de reacción, especialmente en adultos mayores [s129]. Un mejor control de la atención y un procesamiento de información más rápido también se asocian con la aptitud física [s129]. Estos efectos son evidentes no solo en adultos, sino también en niños y adolescentes [s129]. Además de la actividad física, las actividades cognitivamente estimulantes también juegan un papel en el mantenimiento y la mejora de las habilidades cognitivas [s130]. Estos ejercicios mentalmente estimulantes desafían la capacidad de pensar y procesar información. Incluyen una amplia gama de actividades, desde leer y escribir hasta resolver acertijos y aprender nuevas habilidades. Los estudios sugieren que tales actividades mejoran la memoria, el pensamiento y la velocidad de procesamiento [s130]. La plasticidad cerebral se mantiene incluso en la vejez, por lo que las actividades cognitivamente estimulantes pueden ayudar a mantener la función cognitiva o retrasar el deterioro cognitivo [s130]. Aprender un nuevo idioma o tocar un instrumento, por ejemplo, puede crear nuevas conexiones neuronales y fortalecer la reserva cognitiva. Hablar con fluidez dos idiomas, por ejemplo, puede facilitar el cambio entre tareas, comparable a cambiar entre diferentes programas de televisión.

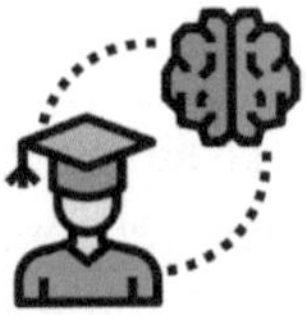

Bueno saber

Circuitos neuronales

Redes complejas de células nerviosas en el cerebro que se comunican entre sí a través de señales eléctricas y químicas, formando la base para el procesamiento de información y el comportamiento. A través de la activación repetida de ciertos circuitos neuronales, estos pueden fortalecerse y volverse más eficientes, lo que puede llevar a un mejor rendimiento cognitivo.

Inteligencia fluida

La capacidad de resolver problemas, adaptarse a nuevas situaciones y pensar de manera abstracta sin recurrir a conocimientos previos. La inteligencia fluida está estrechamente relacionada con la eficiencia de los procesos neuronales y puede mejorarse mediante entrenamiento específico.

Volumen hipocampal

El tamaño del hipocampo, una región del cerebro que juega un papel crucial en el aprendizaje y la formación de la memoria. Un mayor volumen hipocampal puede indicar un mejor rendimiento de la memoria y una mayor resistencia al deterioro cognitivo relacionado con la edad.

Rendimiento del Ejercicio de Memoria

Mejora en las puntuaciones de los ejercicios de memoria a lo largo del tiempo.

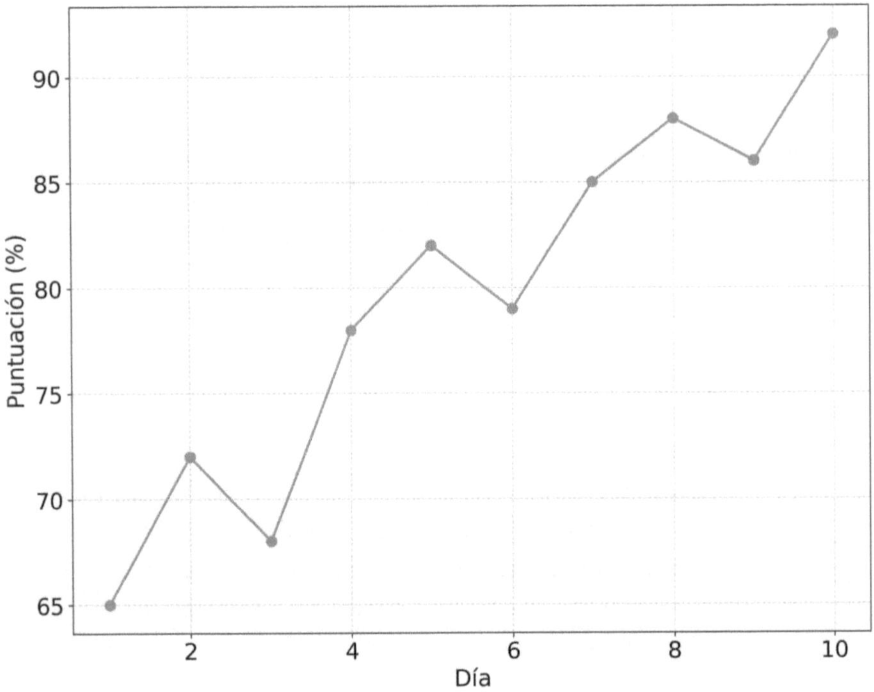

El gráfico muestra una tendencia generalmente positiva, lo que indica una mejora en el rendimiento de la memoria con la práctica constante. Las ligeras caídas sugieren que el progreso no siempre es lineal y puede verse influenciado por factores como la fatiga, el estrés o las distracciones. En general, la trayectoria ascendente demuestra los beneficios del entrenamiento mental regular.

Fomento de la creatividad

La creatividad, la capacidad de desarrollar nuevas ideas y soluciones, se puede fomentar mediante estrategias específicas. Además de los efectos positivos ya mencionados de los programas de entrenamiento kognitiven y los videojuegos sobre el rendimiento mental, la búsqueda intencionada en Internet ofrece un potencial adicional para aumentar la creatividad. A través de la navegación en Internet y la conexión de información, entrenamos nuestra toma de decisiones y nuestra capacidad de pensamiento complejo, habilidades que están estrechamente relacionadas con los procesos creativos. Por ejemplo, quien busca regularmente información sobre un tema específico y la conecta con nuevos conocimientos, entrena simultáneamente su capacidad para pensar de manera innovadora y desarrollar enfoques de solución creativos. Además, los hábitos alimenticios influyen en nuestro rendimiento mental y, por ende, en nuestra creatividad. Una dieta equilibrada, rica en antioxidantien y nutrientes esenciales, puede sentar las bases para procesos creativos. La investigación muestra una relación entre una alimentación saludable y un menor riesgo de depresión, un estado que a menudo afecta gravemente la creatividad. Complementariamente, los probióticos y prebióticos, que promueven la salud intestinal, pueden tener efectos positivos indirectos sobre la salud mental y, por lo tanto, sobre la creatividad, al influir en el darmhirnachse. Las dietas que combinan elementos de diferentes estilos de alimentación saludables pueden también contrarrestar los cambios neurodegenerativen y, así, preservar a largo plazo las funciones cognitivas esenciales para los procesos creativos. Aunque la eficacia de intervenciones específicas para la promoción cognitiva aún no está completamente comprobada, la investigación sugiere que actividades cognitivamente estimulantes auto-iniciadas pueden influir positivamente en la salud cerebral. La búsqueda consciente de nuevas experiencias y

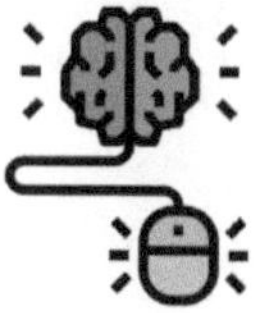

oportunidades de aprendizaje puede, por lo tanto, fomentar la creatividad. Aprender a tocar un instrumento musical o un nuevo idioma, resolver acertijos o involucrarse en actividades artísticas puede contribuir a establecer nuevas conexiones neuronales y aumentar la flexibilidad cognitiva, lo que a su vez impulsa la creatividad.

Bueno saber

Neurona

Células nerviosas responsables de la transmisión de información en el cerebro y en todo el sistema nervioso. La formación de nuevas conexiones neuronales es importante para los procesos de aprendizaje y la adaptabilidad del cerebro.

Impacto de las actividades de estimulación cerebral en la creatividad

Aumento relativo en la producción creativa después de participar en diferentes actividades

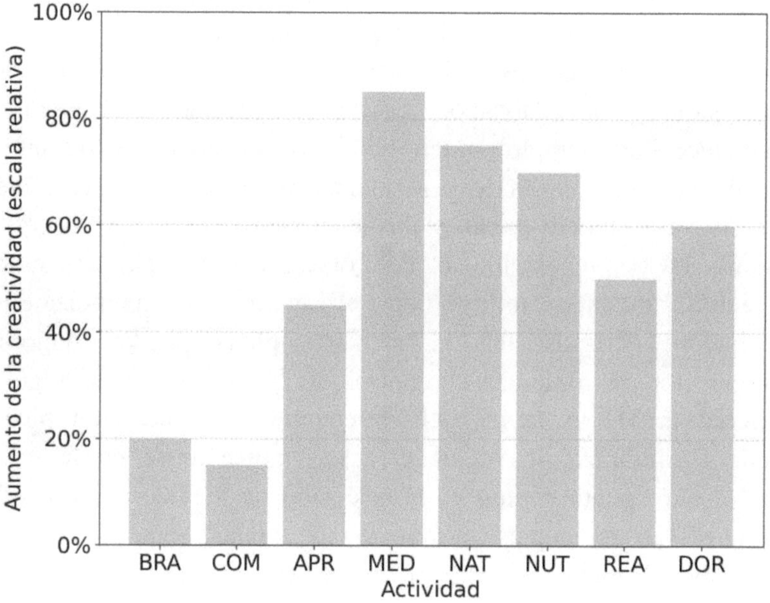

APR: Curso en línea
COM: Desafío creativo
MED: Meditación
NUT: Dieta saludable
BRA: Lluvia de ideas
DOR: Dormir
NAT: Paseo por la naturaleza
REA: Lectura

Estos datos sugieren que las actividades conscientes como la meditación y los paseos por la naturaleza pueden mejorar significativamente la producción creativa. Si bien el aprendizaje directo a través de la lectura y los cursos en línea proporciona un impulso moderado, sorprendentemente, las actividades como la lluvia de ideas estructurada y los desafíos creativos competitivos parecen tener un impacto positivo menos pronunciado, posiblemente debido a la presión inducida y la ansiedad por el rendimiento. Esto destaca la importancia de incorporar prácticas de relajación y atención plena para un rendimiento creativo óptimo.

Estrategias de aprendizaje

Las estrategias de aprendizaje optimizan la adquisición de conocimientos y fomentan la retención a largo plazo. Un aspecto importante es la metacognición, la capacidad de reflexionar sobre el propio pensamiento. Esto incluye la planificación del proceso de aprendizaje, la supervisión de la comprensión y la adaptación de las estrategias al contenido de aprendizaje. Por ejemplo, quien hojea los encabezados de un texto especializado antes de leerlo y se plantea preguntas sobre el contenido activa su conocimiento previo y dirige su atención hacia la información relevante. La autoregulación, el control sobre las propias emociones y motivación, también influye en el éxito del aprendizaje. Las intervenciones basadas en la atención plena pueden mejorar la autoregulación al fomentar el control de la atención y la regulación emocional [s131]. A través del entrenamiento en atención plena, se aprende a minimizar las distracciones y concentrarse en la tarea en cuestión. Otro punto central es la selección de métodos de aprendizaje adecuados. Las estrategias de aprendizaje activas, como resumir textos con palabras propias o explicar conceptos a otros, conducen a un procesamiento más profundo del contenido de aprendizaje que la lectura o escucha pasiva. La repetición y la recuperación de información de la memoria consolidan lo aprendido. Es útil espaciar las repeticiones en el tiempo y variar el contexto para optimizar el rendimiento de la memoria. El desarrollo de la percepción interoceptiva a través de la atención plena puede mejorar la capacidad de percibir señales corporales como el hambre y la saciedad [s131]. Esto puede apoyar indirectamente el proceso de aprendizaje al ayudar a regular el propio estado físico y así crear condiciones óptimas para un aprendizaje concentrado. Por lo tanto, las estrategias de aprendizaje efectivas consideran tanto aspectos cognitivos como emocionales y físicos.

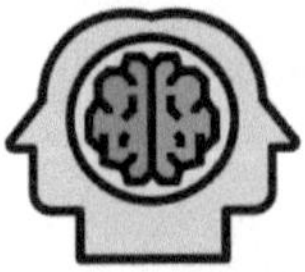

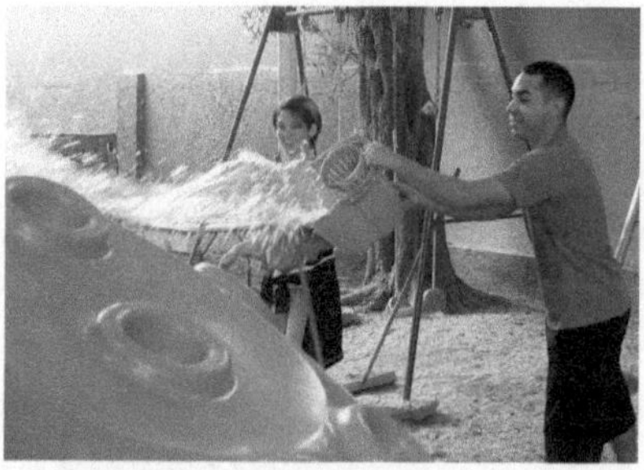

Aprendizaje activo [i56]

Bueno saber

Autoregulación

La autoregulación en el contexto del aprendizaje significa controlar las propias emociones y motivación para aprender de manera concentrada y efectiva. Esto se puede mejorar mediante técnicas como el entrenamiento en atención plena.

Metacognición

La metacognición ayuda a gestionar los procesos de aprendizaje al observar y optimizar el propio proceso de pensamiento. Esto permite encontrar los mejores métodos de aprendizaje y mejorar el rendimiento personal.

Percepción interoceptiva

La percepción interoceptiva es la capacidad de percibir las propias señales y sensaciones corporales, como el latido del corazón, la respiración o el hambre. Una mejor percepción interoceptiva se puede lograr a través del entrenamiento en atención plena y apoya la autoregulación al ayudar a ajustar el propio estado físico de manera óptima para un aprendizaje concentrado.

Distribución de la Estrategia de Aprendizaje para la Aptitud Mental

Visualización de estrategias de aprendizaje efectivas para el bienestar mental.

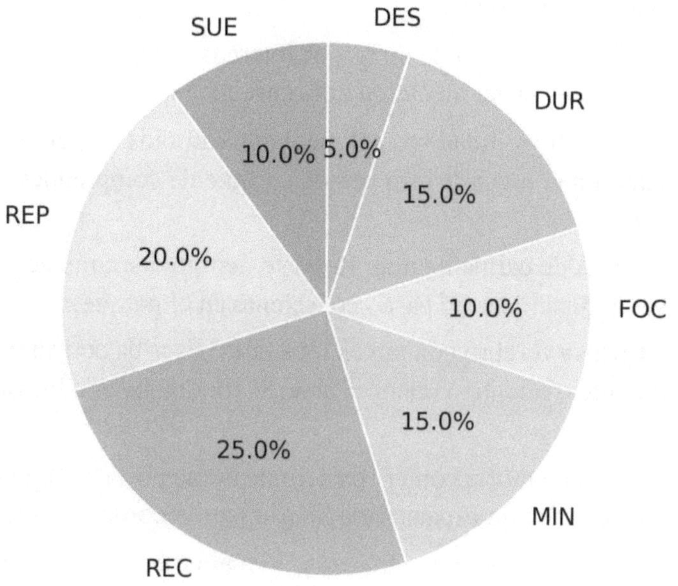

DES: Utilización de Recursos Externos
FOC: Técnicas de Atención Enfocada
REC: Recuerdo Activo (Pruebas y Autoexplicación)
SUE: Descansos y Actividad Física
DUR: Sueño Adecuado
MIN: Mindfulness y Meditación
REP: Repetición Espaciada

Este gráfico destaca la importancia de un enfoque equilibrado del aprendizaje para una salud mental óptima. El recuerdo activo y la repetición espaciada son cruciales para la retención del conocimiento, mientras que la atención plena y la atención enfocada mejoran la función cognitiva. La incorporación de descansos y actividad física garantiza el rejuvenecimiento mental y el bienestar general. Priorizar el sueño facilita la consolidación de la memoria y la restauración cognitiva. Si bien los recursos externos pueden ser útiles, el énfasis en las estrategias internas subraya la importancia de desarrollar hábitos de aprendizaje autorregulados.

Consejos concretos

- Vincule acciones cotidianas con procesos de pensamiento conscientes, por ejemplo, sintiendo y describiendo la temperatura del agua al lavar los platos.
- Desarrolle un mundo de imágenes internas: Imagine los instrumentos y los músicos en su mente mientras escucha música.
- Entrene su flexibilidad mental mediante cambios de perspectiva: Póngase en el lugar de otra persona y trate de comprender su forma de pensar.
- Cree zonas de calma mental: Reserve tiempo diariamente para una breve meditación o un paseo consciente en el parque.
- Desafíe a su cerebro con tareas inusuales: Escriba con su mano no dominante o intente reconocer objetos cotidianos con los ojos vendados.
- Entrene su memoria con el "palacio de la memoria": Organice información en un espacio imaginario para recordarla mejor.
- Utilice el poder de la imaginación: Visualice escenarios positivos antes de dormir y programe su subconsciente para el éxito.
- Reflexione sobre sus sueños: Lleve un diario de sueños y trate de descifrar los mensajes de su subconsciente.
- Entrene su intuición: Confíe más en su instinto y observe cómo cambian sus decisiones.
- Desarrolle su imaginación a través de la escritura creativa: Escriba cuentos cortos o poemas y dé rienda suelta a su fantasía.
- Fomente su capacidad de concentración mediante la escucha activa: En la próxima conversación, concéntrese completamente en su interlocutor y trate de percibir cada palabra de manera consciente.

Revisión - 5. Salud cerebral integral

La salud cerebral integral es más que la ausencia de enfermedades; es un estado de función cognitiva óptima, equilibrio emocional y resiliencia mental. No se alcanza este estado mediante medidas aisladas, sino a través de la interacción de diversos factores que puede influir activamente. La alimentación, la interacción social, ejercicios específicos y estrategias de aprendizaje conscientes son los pilares sobre los cuales se basa su programa individual para promover la salud de su cerebro. El camino hacia ello puede parecer desafiante, pero con las herramientas adecuadas y una comprensión clara de las interrelaciones, puede lograr mejoras sostenibles.

Comience con una reflexión crítica sobre sus hábitos alimenticios. Evite en la medida de lo posible los alimentos altamente procesados y concéntrese en una dieta natural y rica en nutrientes. Integre alimentos ricos en vitaminas del grupo B, hierro, zinc y ácidos grasos omega-3 en su dieta. Piense en productos integrales, legumbres, nueces, pescado graso y verduras de hoja verde. Un equilibrio intestinal saludable también juega un papel importante. Los probióticos y los alimentos prebióticos pueden ayudarle a fomentar un ambiente intestinal saludable. Si tiene dudas sobre si su dieta cubre todos los micronutrientes necesarios, consulte a un nutricionista o a su médico. Un análisis de sangre puede proporcionar información sobre posibles deficiencias y servir de base para una suplementación específica.

Además de la alimentación, el cuidado de sus relaciones sociales es esencial para la salud de su cerebro. La escucha activa, la comunicación apreciativa y la gestión consciente de sus relaciones crean un entorno social de apoyo. Participe en actividades comunitarias que se alineen con sus intereses, ya sea en un club deportivo, en un coro o en una organización de voluntariado. La interacción social reduce el estrés, fortalece su autoestima y fomenta su flexibilidad cognitiva. Utilice las tecnologías digitales de manera consciente para mantener el contacto, pero asegúrese de que el mundo virtual no reemplace completamente los encuentros reales. Las reuniones personales y las experiencias compartidas son insustituibles para su bienestar.

Complementen sus esfuerzos por una alimentación saludable y una vida social activa con ejercicios específicos para promover sus habilidades cognitivas. Integre entrenamiento de memoria, actividades creativas y ejercicio regular en su rutina diaria. Aprenda un nuevo idioma, toque un instrumento o resuelva acertijos. Incluso pequeños cambios pueden tener un gran impacto. Aborde el aprendizaje de manera estratégica. Establezca metas realistas, planifique su carga de aprendizaje y reflexione regularmente sobre su progreso. Los ejercicios de atención plena pueden ayudarle a mejorar su concentración y regular sus emociones, lo que impacta positivamente en su capacidad de aprendizaje. Sea paciente consigo mismo. Los cambios requieren tiempo y el camino hacia la salud cerebral integral es un proceso continuo.

Invierta en su salud cerebral. Es una inversión en su futuro que se traduce en beneficios en todos los ámbitos de la vida. Con cada paso que dé hacia un estilo de vida saludable, fortalecerá su capacidad cognitiva, su bienestar emocional y su resiliencia mental. Notará que su calidad de vida mejora de manera sostenible y que puede enfrentar los desafíos cotidianos con más energía y serenidad. Comience hoy mismo y experimente los efectos positivos de una salud cerebral integral.

Ofertas adicionales gratuitas planificadas

Nos complace poder ofrecerle en el futuro materiales complementarios gratuitos para este libro:

- Un capítulo bonus exclusivo con contenido adicional
- Un resumen compacto de todo el libro en formato PDF
- Una versión de radioteatro (En Planificación)

Se prevé que estos materiales se publiquen en 2025.
Le invitamos a visitar nuestro sitio web hoy mismo. Cuando se lance nuestro servicio de boletín (previsto para 2025), podrá registrarse para recibir actualizaciones y no perderse ninguna novedad sobre las ofertas adicionales gratuitas.

www.SaageBooks.com/es/
nutricion_cerebral_y_estilo_de_vida-bonus-13TROQ

Estimados lectores,

Nos sentimos profundamente honrados de que hayan dedicado tiempo a leer nuestro libro de principio a fin. Nuestro mayor deseo es proporcionarles ideas valiosas y orientación práctica. Su confianza en nuestro trabajo significa mucho para nosotros. Esperamos que la lectura haya sido enriquecedora para ustedes. Si tienen alguna pregunta o sugerencia, no duden en contactarnos a través de nuestro sitio web.

Si han disfrutado de este libro, agradeceríamos enormemente una reseña honesta. Pueden dejar fácilmente su valoración honesta en la plataforma de venta donde compraron el libro.
¡Gracias por su apoyo!

Bendis Saage

Saage Media GmbH - Equipo

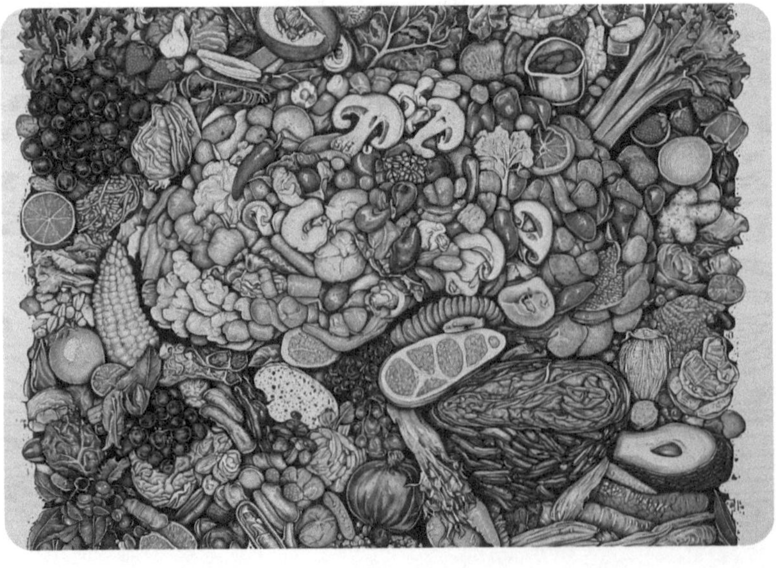

www.SaageBooks.com/es

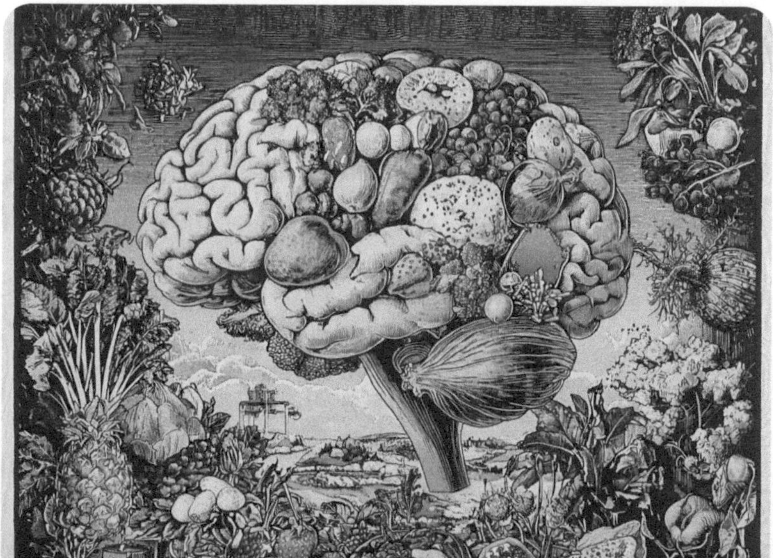

Fuentes

Nuestro sincero agradecimiento a todos los autores de las fuentes científicas y no científicas citadas, a los operadores de los sitios web referenciados y a los creadores de las imágenes, gráficos y estudios utilizados, cuyo valioso trabajo ha contribuido a la creación de este libro.
Para más información, le recomendamos visitar los sitios web de las fuentes.
Si descubre errores de asignación u otras inconsistencias, por favor contáctenos.

Todas las fuentes fueron consultadas por última vez el: 2025-02-14

[s1] - https://pmc.ncbi.nlm.nih.gov/articles/PMC2805706/

Autor:	Fernando Gómez-Pinilla	**Título:**	Brain foods: the effects of nutrients on brain function
por:	University of California at Los Angeles School of Medicine	**DOI:**	10.1038/nrn2421
Fecha:	2008 Jul	**Sitio web:**	PubMed Central (PMC)
Editorial:	Nature reviews. Neuroscience		

[s2] - https://pmc.ncbi.nlm.nih.gov/articles/PMC10083484/

Autor:	Seema Puri, Majida Shaheen, Bhanvi Grover	**Título:**	Nutrition and cognitive health: A life course approach
por:	University of Delhi	**DOI:**	10.3389/fpubh.2023.1023907
Fecha:	2023 Mar 27	**Sitio web:**	PubMed Central (PMC)
Editorial:	Frontiers in Public Health		

[s3] - https://pmc.ncbi.nlm.nih.gov/articles/PMC4981537/

Autor:	Sarah E Cusick, Michael K Georgieff	**Título:**	The Role of Nutrition in Brain Development: The Golden Opportunity of the "First 1000 Days"
por:	University of Minnesota School of Medicine	**DOI:**	10.1016/j.jpeds.2016.05.013
Fecha:	2016 Jun 3	**Sitio web:**	PubMed Central (PMC)
Editorial:	The Journal of pediatrics		

[s4] - https://pmc.ncbi.nlm.nih.gov/articles/PMC7828103/

Autor:	Kathrin Cohen Kadosh, Leilani Muhardi, Panam Parikh, Melissa Basso, Hamid Jan Jan Mohamed, Titis Prawitasari, Folake Samuel, Guansheng Ma, Jan M W Geurts	**Título:**	Nutritional Support of Neurodevelopment and Cognitive Function in Infants and Young Children—An Update and Novel Insights
DOI:	10.3390/nu13010199	**Fecha:**	2021 Jan 10
Sitio web:	PubMed Central (PMC)	**Editorial:**	Nutrients

[s5] - https://pmc.ncbi.nlm.nih.gov/articles/PMC8321864/

Autor:	Kirsten Berding, Klara Vlckova, Wolfgang Marx, Harriet Schellekens, Catherine Stanton, Gerard Clarke, Felice Jacka, Timothy G Dinan, John F Cryan	**Título:**	Diet and the Microbiota–Gut–Brain Axis: Sowing the Seeds of Good Mental Health
por:	National Center for Biotechnology Information (NCBI)	**DOI:**	10.1093/advances/nmaa181
Fecha:	2021 Mar 9	**Sitio web:**	PubMed Central (PMC)
Editorial:	Oxford University Press		

[s6] - https://pmc.ncbi.nlm.nih.gov/articles/PMC7019700/

Autor:	Anne-Laure Tardy, Etienne Pouteau, Daniel Marquez, Cansu Yilmaz, Andrew Scholey	**Título:**	Vitamins and Minerals for Energy, Fatigue and Cognition: A Narrative Review of the Biochemical and Clinical Evidence
por:	Sanofi Consumer Healthcare	**DOI:**	10.3390/nu12010228
Fecha:	2020 Jan 16	**Sitio web:**	PubMed Central (PMC)
Editorial:	Nutrients		

[s7] - https://pmc.ncbi.nlm.nih.gov/articles/PMC10083484/

Autor:	Seema Puri, Majida Shaheen, Bhanvi Grover	**Título:**	Nutrition and cognitive health: A life course approach
por:	Department of Food and Nutrition, Institute of Home Economics, University of Delhi, New Delhi, India	**DOI:**	10.3389/fpubh.2023.1023907
Fecha:	2023 Mar 27	**Sitio web:**	PMC
Editorial:	Frontiers in Public Health		

[s8] - https://pmc.ncbi.nlm.nih.gov/articles/PMC10255717/

Autor:	Magdalena Zielińska, Edyta Łuszczki, Katarzyna Dereń	**Título:**	Dietary Nutrient Deficiencies and Risk of Depression (Review Article 2018–2023)
por:	Institute of Health Sciences, College of Medical Sciences, University of Rzeszow	**DOI:**	10.3390/nu15112433
Fecha:	2023 May 23	**Sitio web:**	PubMed Central (PMC)
Editorial:	Nutrients		

[s9] - https://pmc.ncbi.nlm.nih.gov/articles/PMC2805706/

Autor:	Fernando Gómez-Pinilla	**Título:**	Brain foods: the effects of nutrients on brain function
por:	University of California at Los Angeles School of Medicine	**DOI:**	10.1038/nrn2421
Fecha:	2008 Jul	**Sitio web:**	PubMed Central (PMC)
Editorial:	Nature reviews. Neuroscience		

[s10] - https://pmc.ncbi.nlm.nih.gov/articles/PMC8839299/

Autor: Marina Roberts, Terezie Tolar-Peterson, Abby Reynolds, Caitlin Wall, Nicole Reeder, Gina Rico Mendez
Título: The Effects of Nutritional Interventions on the Cognitive Development of Preschool-Age Children: A Systematic Review
por: Department of Food Science, Nutrition and Health Promotion, Mississippi State University; Social Science Research Center, Mississippi State University
DOI: 10.3390/nu14030532
Fecha: 2022 Jan 26
Sitio web: PubMed Central (PMC)
Editorial: Nutrients

[s11] - https://pmc.ncbi.nlm.nih.gov/articles/PMC10255717/

Autor: Magdalena Zielińska, Edyta Łuszczki, Katarzyna Dereń
Título: Dietary Nutrient Deficiencies and Risk of Depression (Review Article 2018–2023)
por: University of Rzeszow
DOI: 10.3390/nu15112433
Fecha: 2023 May 23
Sitio web: PubMed Central (PMC)
Editorial: Nutrients

[s12] - https://pmc.ncbi.nlm.nih.gov/articles/PMC8839299/

Autor: Marina Roberts, Terezie Tolar-Peterson, Abby Reynolds, Caitlin Wall, Nicole Reeder, Gina Rico Mendez
Título: The Effects of Nutritional Interventions on the Cognitive Development of Preschool-Age Children: A Systematic Review
por: Department of Food Science, Nutrition and Health Promotion, Mississippi State University; Social Science Research Center, Mississippi State University
DOI: 10.3390/nu14030532
Fecha: 2022 Jan 26
Sitio web: PubMed Central (PMC)
Editorial: Nutrients

[s13] - https://pmc.ncbi.nlm.nih.gov/articles/PMC9710417/

Autor: AYSHA KARIM KIANI, KRISTJANA DHULI, KEVIN DONATO, BARBARA AQUILANTI, VALERIA VELLUTI, GIUSEPPINA MATERA, AMERIGO IACONELLI, STEPHEN THADDEUS CONNELLY, FRANCESCO BELLINATO, PAOLO GISONDI, MATTEO BERTELLI
Título: Main nutritional deficiencies
DOI: 10.15167/2421-4248/jpmh2022.63.2S3.2752
Fecha: 2022 Oct 17
Sitio web: PubMed Central (PMC)
Editorial: Journal of Preventive Medicine and Hygiene

[s14] - https://pmc.ncbi.nlm.nih.gov/articles/PMC9640361/

Autor:	Akanksha Likhar; Manoj S Patil	**Título:**	Importance of Maternal Nutrition in the First 1,000 Days of Life and Its Effects on Child Development: A Narrative Review
por:	Datta Meghe Institute of Medical Sciences (DMIMS)	**DOI:**	10.7759/cureus.30083
Fecha:	2022 Oct 8	**Sitio web:**	PubMed Central (PMC)
Editorial:	Cureus		

[s15] - https://pmc.ncbi.nlm.nih.gov/articles/PMC6949907/

Autor:	Katrina Beluska-Turkan, Renee Korczak, Beth Hartell, Kristin Moskal, Johanna Maukonen, Diane E Alexander, Norman Salem, Laura Harkness, Wafaa Ayad, Jacalyn Szaro, Kelly Zhang, Nalin Siriwardhana	**Título:**	Nutritional Gaps and Supplementation in the First 1000 Days
por:	Church & Dwight, Co., Inc.; Premier Nutrition, LLC; PearTree Nutrition, LLC; Dupont Nutrition & Biosciences; Kemin Industries, Inc.; DSM Nutritional Products	**DOI:**	10.3390/nu11122891
Fecha:	2019-11-27	**Sitio web:**	PubMed Central (PMC)

[s16] - https://pmc.ncbi.nlm.nih.gov/articles/PMC10083484/

Autor:	Seema Puri, Majida Shaheen, Bhanvi Grover	**Título:**	Nutrition and cognitive health: A life course approach
por:	Department of Food and Nutrition, Institute of Home Economics, University of Delhi, New Delhi, India	**DOI:**	10.3389/fpubh.2023.1023907
Fecha:	2023 Mar 27	**Sitio web:**	PubMed Central (PMC)
Editorial:	Frontiers in Public Health		

[s17] - https://pmc.ncbi.nlm.nih.gov/articles/PMC3737458/

Autor:	Katie Adolphus, Clare L Lawton, Louise Dye	**Título:**	The effects of breakfast on behavior and academic performance in children and adolescents
por:	University of Leeds	**DOI:**	10.3389/fnhum.2013.00425
Fecha:	2013 Aug 8	**Sitio web:**	PubMed Central (PMC)
Editorial:	Frontiers in Human Neuroscience		

[s18] - https://pmc.ncbi.nlm.nih.gov/articles/PMC10490081/

Autor:	Masoud Heidari, Yalda Khodadadi Jokar, Shirin Madani, Sharifeh Shahi, Mohammad Sharif Shahi, Mohammad Goli	**Título:**	Influence of Food Type on Human Psychological–Behavioral Responses and Crime Reduction
por:	Islamic Azad University	**DOI:**	10.3390/nu15173715
Fecha:	2023 Aug 25	**Sitio web:**	PubMed Central (PMC)
Editorial:	MDPI		

[s19] - https://pmc.ncbi.nlm.nih.gov/articles/PMC7322666/

Autor:	Joseph Firth, James E Gangwisch, Alessandra Borsini, Robyn E Wootton, Emeran A Mayer	**Título:**	Food and mood: how do diet and nutrition affect mental wellbeing?
DOI:	10.1136/bmj.m2382	**Fecha:**	2020 Jun 29
Sitio web:	PubMed Central (PMC)	**Editorial:**	The BMJ

[s20] - https://pmc.ncbi.nlm.nih.gov/articles/PMC8321864/
Autor: Kirsten Berding, Klara Vlckova, Wolfgang Marx, Harriet Schellekens, Catherine Stanton, Gerard Clarke, Felice Jacka, Timothy G Dinan, John F Cryan
Título: Diet and the Microbiota–Gut–Brain Axis: Sowing the Seeds of Good Mental Health
por: PMC (PubMed Central)
DOI: 10.1093/advances/nmaa181
Fecha: 2021 Mar 9
Sitio web: PMC (PubMed Central)
Editorial: Oxford University Press

[s21] - https://pmc.ncbi.nlm.nih.gov/articles/PMC10083484/
Autor: Seema Puri, Majida Shaheen, Bhanvi Grover
Título: Nutrition and cognitive health: A life course approach
por: University of Delhi
DOI: 10.3389/fpubh.2023.1023907
Fecha: 2023 Mar 27
Sitio web: PubMed Central (PMC)
Editorial: Frontiers in Public Health

[s22] - https://pmc.ncbi.nlm.nih.gov/articles/PMC2805706/
Autor: Fernando Gómez-Pinilla
Título: Brain foods: the effects of nutrients on brain function
por: University of California at Los Angeles School of Medicine
DOI: 10.1038/nrn2421
Fecha: 2008 Jul
Sitio web: PubMed Central (PMC)
Editorial: Nature reviews. Neuroscience

[s23] - https://pmc.ncbi.nlm.nih.gov/articles/PMC6170050/
Autor: Laura Lachance, Drew Ramsey
Título: Food, Mood, and Brain Health: Implications for the Modern Clinician
por: University of Toronto, Columbia University College of Physicians and Surgeons
Fecha: 2015 Mar-Apr
Sitio web: PubMed Central (PMC)
Editorial: Missouri Medicine

[s24] - https://pmc.ncbi.nlm.nih.gov/articles/PMC8470960/
Autor: Jip Gudden, Alejandro Arias Vasquez, Mirjam Bloemendaal
Título: The Effects of Intermittent Fasting on Brain and Cognitive Function
por: Radboud University Medical Center
DOI: 10.3390/nu13093166
Fecha: 2021 Sep 10
Sitio web: PubMed Central (PMC)
Editorial: Nutrients

[s25] - https://pmc.ncbi.nlm.nih.gov/articles/PMC7322666/
Autor: Joseph Firth, James E Gangwisch, Alessandra Borsini, Robyn E Wootton, Emeran A Mayer
Título: Food and mood: how do diet and nutrition affect mental wellbeing?
DOI: 10.1136/bmj.m2382
Fecha: 2020 Jun 29
Sitio web: PubMed Central (PMC)
Editorial: The BMJ

[s26] - https://pmc.ncbi.nlm.nih.gov/articles/PMC2805706/
Autor: Fernando Gómez-Pinilla
Título: Brain foods: the effects of nutrients on brain function
por: University of California at Los Angeles School of Medicine
DOI: 10.1038/nrn2421
Fecha: 2008 Jul
Sitio web: PubMed Central (PMC)
Editorial: Nature reviews. Neuroscience

[s27] - https://pmc.ncbi.nlm.nih.gov/articles/PMC7019700/

Autor:	Anne-Laure Tardy, Etienne Pouteau, Daniel Marquez, Cansu Yilmaz, Andrew Scholey	**Título:**	Vitamins and Minerals for Energy, Fatigue and Cognition: A Narrative Review of the Biochemical and Clinical Evidence
por:	Sanofi Consumer Healthcare, Centre for Human Psychopharmacology, Swinburne University	**DOI:**	10.3390/nu12010228
Fecha:	2020 Jan 16	**Sitio web:**	PubMed Central (PMC)
Editorial:	Nutrients		

[s28] - https://pmc.ncbi.nlm.nih.gov/articles/PMC9182711/

Autor:	Nicole E Marshall, Barbara Abrams, Linda A Barbour, Patrick Catalano, Parul Christian, Jacob E Friedman, William W Hay, Maria L Hernandez, Nancy F Krebs, Emily Oken, Michelle D Purnell, James M Roberts, Saima Soltani, Janice M Wallace, Elizabeth J Thornburg	**Título:**	The importance of nutrition in pregnancy and lactation: lifelong consequences
por:	National Center for Biotechnology Information	**Sitio web:**	PMC (PubMed Central)

[s29] - https://www.nia.nih.gov/health/healthy-aging/what-do-we-know-about-healthy-aging

Título:	What Do We Know About Healthy Aging?	**por:**	National Institute on Aging (NIA)
Sitio web:	National Institute on Aging	**Editorial:**	National Institutes of Health (NIH)

[s30] - https://pmc.ncbi.nlm.nih.gov/articles/PMC10083484/

Autor:	Seema Puri, Majida Shaheen, Bhanvi Grover	**Título:**	Nutrition and cognitive health: A life course approach
por:	Department of Food and Nutrition, Institute of Home Economics, University of Delhi, New Delhi, India	**DOI:**	10.3389/fpubh.2023.1023907
Fecha:	2023 Mar 27	**Sitio web:**	PubMed Central (PMC)
Editorial:	Frontiers in Public Health		

[s31] - https://pmc.ncbi.nlm.nih.gov/articles/PMC7982519/

Autor:	Maurizio Muscaritoli	**Título:**	The Impact of Nutrients on Mental Health and Well-Being: Insights From the Literature
DOI:	10.3389/fnut.2021.656290	**Fecha:**	2021 Mar 8
Sitio web:	PubMed Central (PMC)	**Editorial:**	Frontiers in Nutrition

[s32] - https://pmc.ncbi.nlm.nih.gov/articles/PMC2805706/

Autor:	Fernando Gómez-Pinilla	**Título:**	Brain foods: the effects of nutrients on brain function
por:	University of California at Los Angeles School of Medicine	**DOI:**	10.1038/nrn2421
Fecha:	2008 Jul	**Sitio web:**	PubMed Central (PMC)
Editorial:	Nature reviews. Neuroscience		

[s33] - https://pmc.ncbi.nlm.nih.gov/articles/PMC6170050/
Autor: Laura Lachance, Drew Ramsey
Título: Food, Mood, and Brain Health: Implications for the Modern Clinician
por: University of Toronto, Columbia University College of Physicians and Surgeons
Fecha: 2015 Mar-Apr
Sitio web: PubMed Central (PMC)
Editorial: Missouri Medicine

[s34] - https://pmc.ncbi.nlm.nih.gov/articles/PMC8321864/
Autor: Kirsten Berding, Klara Vlckova, Wolfgang Marx, Harriet Schellekens, Catherine Stanton, Gerard Clarke, Felice Jacka, Timothy G Dinan, John F Cryan
Título: Diet and the Microbiota–Gut–Brain Axis: Sowing the Seeds of Good Mental Health
DOI: 10.1093/advances/nmaa181
Fecha: 2021 Mar 9
Sitio web: PubMed Central (PMC)

[s35] - https://www.nia.nih.gov/health/healthy-aging/what-do-we-know-about-healthy-aging
Título: What Do We Know About Healthy Aging?
por: National Institute on Aging (NIA)
Sitio web: National Institute on Aging
Editorial: National Institutes of Health (NIH)

[s36] - https://pmc.ncbi.nlm.nih.gov/articles/PMC10490081/
Autor: Masoud Heidari, Yalda Khodadadi Jokar, Shirin Madani, Sharifeh Shahi, Mohammad Sharif Shahi, Mohammad Goli
Título: Influence of Food Type on Human Psychological–Behavioral Responses and Crime Reduction
por: Islamic Azad University
DOI: 10.3390/nu15173715
Fecha: 2023 Aug 25
Sitio web: PubMed Central (PMC)
Editorial: MDPI

[s37] - https://pmc.ncbi.nlm.nih.gov/articles/PMC7322666/
Autor: Joseph Firth, James E Gangwisch, Alessandra Borsini, Robyn E Wootton, Emeran A Mayer
Título: Food and mood: how do diet and nutrition affect mental wellbeing?
DOI: 10.1136/bmj.m2382
Fecha: 2020 Jun 29
Sitio web: PubMed Central (PMC)
Editorial: The BMJ

[s38] - https://pmc.ncbi.nlm.nih.gov/articles/PMC4728667/
Autor: Trisha A Jenkins, Jason C D Nguyen, Kate E Polglaze, Paul P Bertrand
Título: Influence of Tryptophan and Serotonin on Mood and Cognition with a Possible Role of the Gut-Brain Axis
por: RMIT University; University of New South Wales
DOI: 10.3390/nu8010056
Fecha: 2016 Jan 20
Sitio web: PubMed Central (PMC)
Editorial: Nutrients

[s39] - https://www.nia.nih.gov/health/brain-health/cognitive-health-and-older-adults
Título: Cognitive Health and Older Adults
por: National Institute on Aging (NIA)
Sitio web: National Institute on Aging

[s40] - https://pmc.ncbi.nlm.nih.gov/articles/PMC8321864/

Autor:	Kirsten Berding, Klara Vlckova, Wolfgang Marx, Harriet Schellekens, Catherine Stanton, Gerard Clarke, Felice Jacka, Timothy G Dinan, John F Cryan	**Título:**	Diet and the Microbiota–Gut–Brain Axis: Sowing the Seeds of Good Mental Health
por:	APC Microbiome Ireland, Cork, Ireland; Deakin University, iMPACT – the Institute for Mental and Physical Health and Clinical Translation, Food & Mood Centre, School of Medicine, Barwon Health, Geelong, VIC, Australia; Department of Anatomy and Neuroscience, University College Cork, Cork, Ireland; Teagasc Food Research Centre, Moorepark, Fermoy, Cork, Ireland; Department of Psychiatry and Neurobehavioural Sciences, University College Cork, Cork, Ireland; Centre for Adolescent Health, Murdoch Children's Research Institute, Parkville, VIC, Australia; Black Dog Institute, Randwick, NSW, Australia; College of Public Health, Medical & Veterinary Sciences, James Cook University, Douglas, QLD, Australia	**DOI:**	10.1093/advances/nmaa181
Fecha:	2021 Mar 9	**Sitio web:**	PMC

[s41] - https://pmc.ncbi.nlm.nih.gov/articles/PMC7019700/

Autor:	Anne-Laure Tardy, Etienne Pouteau, Daniel Marquez, Cansu Yilmaz, Andrew Scholey	**Título:**	Vitamins and Minerals for Energy, Fatigue and Cognition: A Narrative Review of the Biochemical and Clinical Evidence
por:	Sanofi Consumer Healthcare, Swinburne University	**DOI:**	10.3390/nu12010228
Fecha:	2020 Jan 16	**Sitio web:**	PubMed Central (PMC)
Editorial:	Nutrients		

[s42] - https://www.nhlbi.nih.gov/health/heart/physical-activity/benefits

Título:	Physical Activity and Your Heart - Benefits	**por:**	NHLBI, NIH
Sitio web:	nhlbi.nih.gov	**Editorial:**	National Heart, Lung, and Blood Institute (NHLBI)

[s43] - https://pmc.ncbi.nlm.nih.gov/articles/PMC5934999/

Autor:	Laura Mandolesi, Arianna Polverino, Simone Montuori, Francesca Foti, Giampaolo Ferraioli, Pierpaolo Sorrentino, Giuseppe Sorrentino	**Título:**	Effects of Physical Exercise on Cognitive Functioning and Wellbeing: Biological and Psychological Benefits
por:	PubMed Central (PMC)	**DOI:**	10.3389/fpsyg.2018.00509
Fecha:	2018 Apr 27	**Sitio web:**	pmc.ncbi.nlm.nih.gov
Editorial:	Frontiers in Psychology		

[s44] - https://pmc.ncbi.nlm.nih.gov/articles/PMC3951958/

Autor:	Fernando Gomez-Pinilla, Charles Hillman	**Título:**	The Influence of Exercise on Cognitive Abilities
DOI:	10.1002/cphy.c110063	**Fecha:**	2013 Jan
Sitio web:	PubMed Central (PMC)	**Editorial:**	Comprehensive Physiology

[s45] - https://pmc.ncbi.nlm.nih.gov/articles/PMC6367881/

Autor:	James M Rippe	**Título:**	Lifestyle Medicine: The Health Promoting Power of Daily Habits and Practices
por:	Rippe Lifestyle Institute, Shrewsbury, Massachusetts	**DOI:**	10.1177/1559827618785554
Fecha:	2018 Jul 20	**Sitio web:**	PubMed Central (PMC)
Editorial:	American Journal of Lifestyle Medicine		

[s46] - https://pmc.ncbi.nlm.nih.gov/articles/PMC5934999/

Autor:	Laura Mandolesi, Arianna Polverino, Simone Montuori, Francesca Foti, Giampaolo Ferraioli, Pierpaolo Sorrentino, Giuseppe Sorrentino	**Título:**	Effects of Physical Exercise on Cognitive Functioning and Wellbeing: Biological and Psychological Benefits
DOI:	10.3389/fpsyg.2018.00509	**Fecha:**	2018 Apr 27
Sitio web:	PubMed Central (PMC)	**Editorial:**	Frontiers in Psychology

[s47] - https://pmc.ncbi.nlm.nih.gov/articles/PMC3951958/

Autor:	Fernando Gomez-Pinilla, Charles Hillman	**Título:**	The Influence of Exercise on Cognitive Abilities
por:	UCLA Brain Injury Research Center, University of Illinois at Urbana-Champaign	**DOI:**	10.1002/cphy.c110063
Fecha:	2013 Jan	**Sitio web:**	PubMed Central (PMC)
Editorial:	Comprehensive Physiology		

[s48] - https://pmc.ncbi.nlm.nih.gov/articles/PMC7858023/

Autor:	Claudio Di Lorito, Annabelle Long, Adrian Byrne, Rowan H Harwood, John RF Gladman, Stefan Schneider, Pip Logan, Alessandro Bosco, Veronika van der Wardt	**Título:**	Exercise interventions for older adults: A systematic review of meta-analyses
por:	University of Nottingham, German Sport University, Philipps-Universität Marburg	**DOI:**	10.1016/j.jshs.2020.06.003
Fecha:	2020 Jun 7	**Sitio web:**	PubMed Central (PMC)

[s49] - https://pmc.ncbi.nlm.nih.gov/articles/PMC4408745/

Autor:	Paul J Arciero, Vincent J Miller, Emery Ward	**Título:**	Performance Enhancing Diets and the PRISE Protocol to Optimize Athletic Performance
por:	Skidmore College; A. T. Still University	**DOI:**	10.1155/2015/715859
Fecha:	2015 Apr 20	**Sitio web:**	PubMed Central (PMC)
Editorial:	Journal of Nutrition and Metabolism		

[s50] - https://pmc.ncbi.nlm.nih.gov/articles/PMC3951958/

Autor:	Fernando Gomez-Pinilla, Charles Hillman	**Título:**	The Influence of Exercise on Cognitive Abilities
DOI:	10.1002/cphy.c110063	**Fecha:**	2013 Jan
Sitio web:	PubMed Central (PMC)	**Editorial:**	Comprehensive Physiology

[s51] - https://pmc.ncbi.nlm.nih.gov/articles/PMC7219460/

Autor:	Christine E Cherpak	**Título:**	Mindful Eating: A Review Of How The Stress-Digestion-Mindfulness Triad May Modulate And Improve Gastrointestinal And Digestive Function
por:	Maryland University of Integrative Health	**Fecha:**	2019 Aug
Sitio web:	PubMed Central (PMC)	**Editorial:**	Integrative Medicine: A Clinician's Journal

[s52] - https://pmc.ncbi.nlm.nih.gov/articles/PMC11223451/

Autor:	Dev Desai, Jekee Patel, Falak Saiyed, Himarshi Upadhyay, Prashant Kariya, Jitendra Patel	**Título:**	A Literature Review on Holistic Well-Being and Dopamine Fasting: An Integrated Approach
por:	National Library of Medicine (NLM), National Institutes of Health (NIH)	**DOI:**	10.7759/cureus.61643
Fecha:	2024 Jun 4	**Sitio web:**	PubMed Central (PMC)
Editorial:	Cureus		

[s53] - https://pmc.ncbi.nlm.nih.gov/articles/PMC7647439/

Autor:	Zev Schuman-Olivier, Marcelo Trombka, David A Lovas, Judson A Brewer, David R Vago, Richa Gawande, Julie P Dunne, Sara W Lazar, Eric B Loucks, Carl Fulwiler	**Título:**	Mindfulness and Behavior Change
DOI:	10.1097/HRP.0000000000000277	**Fecha:**	2020 Nov 6
Sitio web:	PMC (PubMed Central)	**Editorial:**	Harvard Review of Psychiatry

[s54] - https://pmc.ncbi.nlm.nih.gov/articles/PMC10229855/

Autor:	Ingunn Hagen, Solbjørg Skjelstad, Usha Sidana Nayar	**Título:**	Promoting mental health and wellbeing in schools: the impact of yoga on young people's relaxation and stress levels
por:	Norwegian University of Science and Technology (NTNU), Tata Institute of Social Sciences (TISS)	**DOI:**	10.3389/fpsyg.2023.1083028
Fecha:	2023 May 17	**Sitio web:**	PubMed Central (PMC)
Editorial:	Frontiers in Psychology		

[s55] - https://pmc.ncbi.nlm.nih.gov/articles/PMC3193654/

Autor:	Catherine Woodyard	**Título:**	Exploring the therapeutic effects of yoga and its ability to increase quality of life
por:	The University of Mississippi	**DOI:**	10.4103/0973-6131.85485
Fecha:	2011 Jul-Dec	**Sitio web:**	PubMed Central (PMC)
Editorial:	International Journal of Yoga		

[s56] - https://pmc.ncbi.nlm.nih.gov/articles/PMC10741869/

Autor:	Tanya G K Bentley, Gina D'Andrea-Penna, Marina Rakic, Nick Arce, Michelle LaFaille, Rachel Berman, Katie Cooley, Preston Sprimont	**Título:**	Breathing Practices for Stress and Anxiety Reduction: Conceptual Framework of Implementation Guidelines Based on a Systematic Review of the Published Literature
por:	Health and Human Performance Foundation; University of California San Diego; California State University Fullerton	**DOI:**	10.3390/brainsci13121612
Fecha:	2023 Nov 21	**Sitio web:**	PubMed Central (PMC)
Editorial:	Brain Sciences		

[s57] - https://pmc.ncbi.nlm.nih.gov/articles/PMC10355843/

Autor:	Aneeque Jamil, Sai Dheeraj Gutlapalli, Marya Ali, Mrinal J P Oble, Shamsun Nahar Sonia, Sherie George, Srushti R Shahi, Zahra Ali, Abdelrahman Abaza, Lubna Mohammed	**Título:**	Meditation and Its Mental and Physical Health Benefits in 2023
por:	California Institute of Behavioral Neurosciences & Psychology	**DOI:**	10.7759/cureus.40650
Fecha:	2023 Jun 19	**Sitio web:**	PubMed Central (PMC)
Editorial:	Cureus		

[s58] - https://pmc.ncbi.nlm.nih.gov/articles/PMC6015474/

Autor:	Gaël Chételat, Antoine Lutz, Eider Arenaza-Urquijo, Fabienne Collette, Olga Klimecki, Natalie Marchant	**Título:**	Why could meditation practice help promote mental health and well-being in aging?
por:	Inserm UMR-S U1237, Université de Caen-Normandie, GIP Cyceron; Lyon Neuroscience Research Center INSERM U1028, CNRS UMR5292, Lyon 1 University; GIGA-CRC in Vivo Imaging, University of Liège; Psychology and Neuroscience of Cognition, University of Liège; Fund for Scientific Research FNRS; Swiss Center for Affective Sciences, Department of Medicine and Department of Psychology, University of Geneva; University College London, Division of Psychiatry	**DOI:**	10.1186/s13195-018-0388-5
Fecha:	2018 Jun 22	**Sitio web:**	PubMed Central (PMC)
Editorial:	Alzheimer's Research & Therapy		

[s59] - https://pmc.ncbi.nlm.nih.gov/articles/PMC6312586/

Autor:	Anna Lardone, Marianna Liparoti, Pierpaolo Sorrentino, Rosaria Rucco, Francesca Jacini, Arianna Polverino, Roberta Minino, Matteo Pesoli, Fabio Baselice, Antonietta Sorriso, Giampaolo Ferraioli, Giuseppe Sorrentino, Laura Mandolesi	**Título:**	Mindfulness Meditation Is Related to Long-Lasting Changes in Hippocampal Functional Topology during Resting State: A Magnetoencephalography Study
por:	University of Naples "Parthenope", CNR, IRCCS Santa Lucia Foundation	**DOI:**	10.1155/2018/5340717
Fecha:	2018 Dec 18	**Sitio web:**	PubMed Central (PMC)
Editorial:	Neural Plasticity		

[s60] - https://pmc.ncbi.nlm.nih.gov/articles/PMC10083484/

Autor:	Seema Puri, Majida Shaheen, Bhanvi Grover	**Título:**	Nutrition and cognitive health: A life course approach
por:	Department of Food and Nutrition, Institute of Home Economics, University of Delhi, New Delhi, India	**DOI:**	10.3389/fpubh.2023.1023907
Fecha:	2023 Mar 27	**Sitio web:**	PubMed Central (PMC)
Editorial:	Frontiers in Public Health		

[s61] - https://pmc.ncbi.nlm.nih.gov/articles/PMC4849169/

Autor:	Martha Clare Morris	**Título:**	Nutrition and risk of dementia: overview and methodological issues
por:	Rush University	**DOI:**	10.1111/nyas.13047
Fecha:	2016 Mar	**Sitio web:**	PubMed Central (PMC)
Editorial:	Annals of the New York Academy of Sciences		

[s62] - https://pmc.ncbi.nlm.nih.gov/articles/PMC9824801/

Autor:	Monika Fekete, Zsofia Szarvas, Vince Fazekas-Pongor, Agnes Feher, Tamas Csipo, Judit Forrai, Norbert Dosa, Anna Peterfi, Andrea Lehoczki, Stefano Tarantini, Janos Tamas Varga	**Título:**	Nutrition Strategies Promoting Healthy Aging: From Improvement of Cardiovascular and Brain Health to Prevention of Age-Associated Diseases
por:	Semmelweis University, The University of Oklahoma Health Sciences Center, Peggy and Charles Stephenson Oklahoma Cancer Center	**DOI:**	10.3390/nu15010047
Fecha:	2022 Dec 22	**Sitio web:**	PubMed Central (PMC)
Editorial:	Nutrients		

[s63] - https://pmc.ncbi.nlm.nih.gov/articles/PMC9805113/

Autor:	Rei Otsuka	**Título:**	Diet, nutrition, and cognitive function: A narrative review of Japanese longitudinal studies
por:	National Center for Geriatrics and Gerontology	**DOI:**	10.1111/ggi.14463
Fecha:	2022 Aug 24	**Sitio web:**	PubMed Central (PMC)
Editorial:	Geriatrics & Gerontology International		

[s64] - https://pmc.ncbi.nlm.nih.gov/articles/PMC8470960/

Autor:	Jip Gudden, Alejandro Arias Vasquez, Mirjam Bloemendaal	**Título:**	The Effects of Intermittent Fasting on Brain and Cognitive Function
por:	Radboud University Medical Center	**DOI:**	10.3390/nu13093166
Fecha:	2021 Sep 10	**Sitio web:**	PubMed Central (PMC)
Editorial:	Nutrients		

[s65] - https://pmc.ncbi.nlm.nih.gov/articles/PMC9441951/

Autor:	Mateusz Grajek, Karolina Krupa-Kotara, Agnieszka Białek-Dratwa, Karolina Sobczyk, Martina Grot, Oskar Kowalski, Wiktoria Staśkiewicz	**Título:**	Nutrition and mental health: A review of current knowledge about the impact of diet on mental health
por:	Medical University of Silesia in Katowice, Katowice, Poland	**DOI:**	10.3389/fnut.2022.943998
Fecha:	2022 Aug 22	**Sitio web:**	PubMed Central (PMC)
Editorial:	Frontiers in Nutrition		

[s66] - https://pmc.ncbi.nlm.nih.gov/articles/PMC9903079/

Autor:	Amira Kassis, Marie-Claire Fichot, Marie-Noelle Horcajada, Astrid M H Horstman, Peter Duncan, Gabriela Bergonzelli, Nicolas Preitner, Diane Zimmermann, Nabil Bosco, Karine Vidal, Laurence Donato-Capel	**Título:**	Nutritional and lifestyle management of the aging journey: A narrative review
por:	Nestlé Research, Société des Produits Nestlé S.A.	**DOI:**	10.3389/fnut.2022.1087505
Fecha:	2023 Jan 24	**Sitio web:**	PubMed Central (PMC)
Editorial:	Frontiers in Nutrition		

[s67] - https://pmc.ncbi.nlm.nih.gov/articles/PMC5934999/

Autor:	Laura Mandolesi, Arianna Polverino, Simone Montuori, Francesca Foti, Giampaolo Ferraioli, Pierpaolo Sorrentino, Giuseppe Sorrentino	**Título:**	Effects of Physical Exercise on Cognitive Functioning and Wellbeing: Biological and Psychological Benefits
por:	Parthenope University of Naples	**DOI:**	10.3389/fpsyg.2018.00509
Fecha:	2018 Apr 27	**Sitio web:**	PubMed Central (PMC)
Editorial:	Frontiers in Psychology		

[s68] - https://pmc.ncbi.nlm.nih.gov/articles/PMC9824801/

Autor:	Monika Fekete, Zsofia Szarvas, Vince Fazekas-Pongor, Agnes Feher, Tamas Csipo, Judit Forrai, Norbert Dosa, Anna Peterfi, Andrea Lehoczki, Stefano Tarantini, Janos Tamas Varga	**Título:**	Nutrition Strategies Promoting Healthy Aging: From Improvement of Cardiovascular and Brain Health to Prevention of Age-Associated Diseases
por:	Semmelweis University, The University of Oklahoma Health Sciences Center, National Institute for Haematology and Infectious Diseases, South Pest Central Hospital	**DOI:**	10.3390/nu15010047
Fecha:	2022 Dec 22	**Sitio web:**	PubMed Central (PMC)
Editorial:	Nutrients		

[s69] - https://pmc.ncbi.nlm.nih.gov/articles/PMC10083484/

Autor:	Seema Puri, Majida Shaheen, Bhanvi Grover	**Título:**	Nutrition and cognitive health: A life course approach
por:	University of Delhi	**DOI:**	10.3389/fpubh.2023.1023907
Fecha:	2023 Mar 27	**Sitio web:**	PubMed Central (PMC)
Editorial:	Frontiers in Public Health		

[s70] - https://pmc.ncbi.nlm.nih.gov/articles/PMC7772186/

Autor:	Silvia Fostinelli, Ramona De Amicis, Alessandro Leone, Valentina Giustizieri, Giuliano Binetti, Simona Bertoli, Alberto Battezzati, Stefano F Cappa	**Título:**	Eating Behavior in Aging and Dementia: The Need for a Comprehensive Assessment
por:	Molecular Markers Laboratory, IRCCS Istituto Centro San Giovanni di Dio Fatebenefratelli, Brescia, Italy; Department of Food, Environmental and Nutritional Sciences, International Center for the Assessment of Nutritional Status, University of Milan, Milan, Italy; Memory Clinic, IRCCS Istituto Centro San Giovanni di Dio Fatebenefratelli, Brescia, Italy; Department of Endocrine and Metabolic Diseases, IRCCS Istituto Auxologico Italiano, Obesity Unit and Laboratory of Nutrition and Obesity Research, Milan, Italy; University School for Advanced Studies, Pavia, Italy; IRCCS Mondino Foundation, Pavia, Italy	**DOI:**	10.3389/fnut.2020.604488
Fecha:	2020 Dec 16	**Sitio web:**	PubMed Central (PMC)
Editorial:	Frontiers in Nutrition		

[s71] - https://pmc.ncbi.nlm.nih.gov/articles/PMC9805113/

Autor:	Rei Otsuka	**Título:**	Diet, nutrition, and cognitive function: A narrative review of Japanese longitudinal studies
por:	National Center for Geriatrics and Gerontology	**DOI:**	10.1111/ggi.14463
Fecha:	2022 Aug 24	**Sitio web:**	PubMed Central (PMC)
Editorial:	Geriatrics & Gerontology International		

[s72] - https://pmc.ncbi.nlm.nih.gov/articles/PMC5934999/

Autor:	Laura Mandolesi, Arianna Polverino, Simone Montuori, Francesca Foti, Giampaolo Ferraioli, Pierpaolo Sorrentino, Giuseppe Sorrentino	**Título:**	Effects of Physical Exercise on Cognitive Functioning and Wellbeing: Biological and Psychological Benefits
por:	PubMed Central (PMC)	**DOI:**	10.3389/fpsyg.2018.00509
Fecha:	2018 Apr 27	**Sitio web:**	PMC
Editorial:	Frontiers in Psychology		

[s73] - https://pmc.ncbi.nlm.nih.gov/articles/PMC9648488/

Autor:	Priya Rangan, Fleur Lobo, Edoardo Parrella, Nicolas Rochette, Marco Morselli, Terri-Leigh Stephen, Anna Laura Cremonini, Luca Tagliafico, Angelica Persia, Irene Caffa, Fiammetta Monacelli, Patrizio Odetti, Tommaso Bonfiglio, Alessio Nencioni, Martina Pigliautile, Virginia Boccardi, Patrizia Mecocci, Christian J Pike, Pinchas Cohen, Mary Jo LaDu, Matteo Pellegrini, Kyle Xia, Katelynn Tran, Brandon Ann, Dolly Chowdhury, Valter D Longo	**Título:**	Fasting-mimicking diet cycles reduce neuroinflammation to attenuate cognitive decline in Alzheimer's models
DOI:	10.1016/j.celrep.2022.111417	**Fecha:**	2022 Sep 27
Sitio web:	PubMed Central (PMC)	**Editorial:**	Cell reports

[s74] - https://pmc.ncbi.nlm.nih.gov/articles/PMC6787147/

Autor:	Jacobo Mintzer, Keaveny Anne Donovan, Arianne Zokas Kindy, Sarah Lenz Lock, Lindsay R Chura, Nicholas Barracca	**Título:**	Lifestyle Choices and Brain Health
por:	Roper Saint Francis Research and Innovation Center, Ralph H. Johnson VA Medical Center, AARP, Global Council on Brain Health	**DOI:**	10.3389/fmed.2019.00204
Fecha:	2019 Oct 4	**Sitio web:**	PubMed Central (PMC)
Editorial:	Frontiers in Medicine		

[s75] - https://pmc.ncbi.nlm.nih.gov/articles/PMC10083484/

Autor:	Seema Puri, Majida Shaheen, Bhanvi Grover	**Título:**	Nutrition and cognitive health: A life course approach
por:	Department of Food and Nutrition, Institute of Home Economics, University of Delhi, New Delhi, India	**DOI:**	10.3389/fpubh.2023.1023907
Fecha:	2023 Mar 27	**Sitio web:**	PubMed Central (PMC)
Editorial:	Frontiers in Public Health		

[s76] - https://pmc.ncbi.nlm.nih.gov/articles/PMC5934999/

Autor:	Laura Mandolesi, Arianna Polverino, Simone Montuori, Francesca Foti, Giampaolo Ferraioli, Pierpaolo Sorrentino, Giuseppe Sorrentino	**Título:**	Effects of Physical Exercise on Cognitive Functioning and Wellbeing: Biological and Psychological Benefits
DOI:	10.3389/fpsyg.2018.00509	**Fecha:**	2018 Apr 27
Sitio web:	PubMed Central (PMC)	**Editorial:**	Frontiers in Psychology

[s77] - https://pmc.ncbi.nlm.nih.gov/articles/PMC10418716/

Autor:	Lina Begdache, Rani Marhaba	**Título:**	Bioactive Compounds for Customized Brain Health: What Are We and Where Should We Be Heading?
por:	Binghamton University, SUNY Upstate Medical University	**DOI:**	10.3390/ijerph20156518
Fecha:	2023 Aug 3	**Sitio web:**	PubMed Central (PMC)

[s78] - https://pmc.ncbi.nlm.nih.gov/articles/PMC9824801/

Autor:	Monika Fekete, Zsofia Szarvas, Vince Fazekas-Pongor, Agnes Feher, Tamas Csipo, Judit Forrai, Norbert Dosa, Anna Peterfi, Andrea Lehoczki, Stefano Tarantini, Janos Tamas Varga	**Título:**	Nutrition Strategies Promoting Healthy Aging: From Improvement of Cardiovascular and Brain Health to Prevention of Age-Associated Diseases
por:	Semmelweis University, National Institute for Haematology and Infectious Diseases, South Pest Central Hospital, The University of Oklahoma Health Sciences Center, Peggy and Charles Stephenson Oklahoma Cancer Center	**DOI:**	10.3390/nu15010047
Fecha:	2022 Dec 22	**Sitio web:**	PubMed Central (PMC)
Editorial:	Nutrients		

[s79] - https://pmc.ncbi.nlm.nih.gov/articles/PMC8470960/

Autor:	Jip Gudden, Alejandro Arias Vasquez, Mirjam Bloemendaal	**Título:**	The Effects of Intermittent Fasting on Brain and Cognitive Function
por:	Radboud University Medical Center	**DOI:**	10.3390/nu13093166
Fecha:	2021 Sep 10	**Sitio web:**	PubMed Central (PMC)
Editorial:	Nutrients		

[s80] - https://pmc.ncbi.nlm.nih.gov/articles/PMC9490697/

Autor:	Lasse Brandt, Shuyan Liu, Christine Heim, Andreas Heinz	**Título:**	The effects of social isolation stress and discrimination on mental health
por:	Department of Psychiatry and Psychotherapy, Charité – Universitä tsmedizin Berlin (Campus Charité Mitte), Berlin, Germany; Department of Medical Psychology, Charité – Universitätsmedizin Berlin (Campus Charité Mitte), Berlin, Germany	**DOI:**	10.1038/s41398-022-02178-4
Fecha:	2022 Sep 21	**Sitio web:**	PubMed Central (PMC)
Editorial:	Translational Psychiatry		

[s81] - https://pmc.ncbi.nlm.nih.gov/articles/PMC8846417/

Autor:	Sophia Weiner-Light, Katherine P Rankin, Serggio Lanata, Katherine L Possin, Daniel Dohan, Alissa Bernstein Sideman	**Título:**	The Role of Spirituality in Conceptualizations of Health Maintenance and Healthy Aging Among Latin American Immigrants
por:	University of California, San Francisco; Northwestern University Feinberg School of Medicine; Trinity College Dublin	**DOI:**	10.1016/j.jagp.2021.04.017
Fecha:	2021 May 5	**Sitio web:**	PubMed Central (PMC)

[s82] - https://pmc.ncbi.nlm.nih.gov/articles/PMC7071223/

Autor:	Hellas Cena, Philip C Calder	**Título:**	Defining a Healthy Diet: Evidence for the Role of Contemporary Dietary Patterns in Health and Disease
por:	University of Pavia, University of Southampton, NIHR Southampton Biomedical Research Centre, University Hospital Southampton NHS Foundation Trust	**DOI:**	10.3390/nu12020334
Fecha:	2020 Jan 27	**Sitio web:**	PubMed Central (PMC)
Editorial:	Nutrients		

[s83] - https://pmc.ncbi.nlm.nih.gov/articles/PMC10083484/

Autor:	Seema Puri, Majida Shaheen, Bhanvi Grover	**Título:**	Nutrition and cognitive health: A life course approach
por:	University of Delhi	**DOI:**	10.3389/fpubh.2023.1023907
Fecha:	2023 Mar 27	**Sitio web:**	PubMed Central (PMC)
Editorial:	Frontiers in Public Health		

[s84] - https://pmc.ncbi.nlm.nih.gov/articles/PMC6367881/

Autor:	James M Rippe	**Título:**	Lifestyle Medicine: The Health Promoting Power of Daily Habits and Practices
por:	Rippe Lifestyle Institute, Shrewsbury, Massachusetts	**DOI:**	10.1177/1559827618785554
Fecha:	2018 Jul 20	**Sitio web:**	PubMed Central (PMC)
Editorial:	American Journal of Lifestyle Medicine		

[s85] - https://pmc.ncbi.nlm.nih.gov/articles/PMC5934999/

Autor:	Laura Mandolesi, Arianna Polverino, Simone Montuori, Francesca Foti, Giampaolo Ferraioli, Pierpaolo Sorrentino, Giuseppe Sorrentino	**Título:**	Effects of Physical Exercise on Cognitive Functioning and Wellbeing: Biological and Psychological Benefits
por:	National Center for Biotechnology Information (NCBI)	**DOI:**	10.3389/fpsyg.2018.00509
Fecha:	2018 Apr 27	**Sitio web:**	PubMed Central (PMC)
Editorial:	Frontiers Media SA		

[s86] - https://pmc.ncbi.nlm.nih.gov/articles/PMC2805706/

Autor:	Fernando Gómez-Pinilla	**Título:**	Brain foods: the effects of nutrients on brain function
por:	University of California at Los Angeles School of Medicine	**DOI:**	10.1038/nrn2421
Fecha:	2008 Jul	**Sitio web:**	PubMed Central (PMC)
Editorial:	Nature reviews. Neuroscience		

[s87] - https://pmc.ncbi.nlm.nih.gov/articles/PMC9441951/

Autor:	Mateusz Grajek, Karolina Krupa-Kotara, Agnieszka Białek-Dratwa, Karolina Sobczyk, Martina Grot, Oskar Kowalski, Wiktoria Staśkiewicz	**Título:**	Nutrition and mental health: A review of current knowledge about the impact of diet on mental health
por:	Medical University of Silesia in Katowice, Katowice, Poland	**DOI:**	10.3389/fnut.2022.943998
Fecha:	2022 Aug 22	**Sitio web:**	PubMed Central (PMC)
Editorial:	Frontiers in Nutrition		

[s88] - https://pmc.ncbi.nlm.nih.gov/articles/PMC10083484/
Autor: Seema Puri, Majida Shaheen, Bhanvi Grover
Título: Nutrition and cognitive health: A life course approach
por: University of Delhi
DOI: 10.3389/fpubh.2023.1023907
Fecha: 2023 Mar 27
Sitio web: PubMed Central (PMC)
Editorial: Frontiers in Public Health

[s89] - https://pmc.ncbi.nlm.nih.gov/articles/PMC7647439/
Autor: Zev Schuman-Olivier, Marcelo Trombka, David A Lovas, Judson A Brewer, David R Vago, Richa Gawande, Julie P Dunne, Sara W Lazar, Eric B Loucks, Carl Fulwiler
Título: Mindfulness and Behavior Change
DOI: 10.1097/HRP.0000000000000277
Fecha: 2020 Nov 6
Sitio web: PMC (PubMed Central)
Editorial: Harvard Review of Psychiatry

[s90] - https://pmc.ncbi.nlm.nih.gov/articles/PMC8489050/
Autor: Mutsuhiro Nakao, Kentaro Shirotsuki, Nagisa Sugaya
Título: Cognitive–behavioral therapy for management of mental health and stress-related disorders: Recent advances in techniques and technologies
DOI: 10.1186/s13030-021-00219-w
Fecha: 2021 Oct 3
Sitio web: PubMed Central (PMC)
Editorial: BioPsychoSocial Medicine

[s91] - https://www.nimh.nih.gov/health/topics/attention-deficit-hyperactivity-disorder-adhd
Título: Attention-Deficit/Hyperactivity Disorder (ADHD) - National Institute of Mental Health (NIMH)
por: National Institute of Mental Health (NIMH)
Sitio web: National Institute of Mental Health (NIMH)

[s92] - https://pmc.ncbi.nlm.nih.gov/articles/PMC9103473/
Autor: Monika Sejbuk, Iwona Mirończuk-Chodakowska, Anna Maria Witkowska
Título: Sleep Quality: A Narrative Review on Nutrition, Stimulants, and Physical Activity as Important Factors
por: Medical University of Bialystok
DOI: 10.3390/nu14091912
Fecha: 2022 May 2
Sitio web: PubMed Central (PMC)
Editorial: Nutrients

[s93] - https://pmc.ncbi.nlm.nih.gov/articles/PMC9794932/
Autor: Mamata Yadav
Título: Diet, Sleep and Exercise: The Keystones of Healthy Lifestyle for Medical Students
por: KIST Medical College and Teaching Hospital, Imadol, Lalitpur, Nepal
DOI: 10.31729/jnma.7355
Fecha: 2022 Sep 30
Sitio web: PubMed Central (PMC)
Editorial: JNMA: Journal of the Nepal Medical Association

[s94] - https://pmc.ncbi.nlm.nih.gov/articles/PMC9794932/

Autor:	Mamata Yadav	**Título:**	Diet, Sleep and Exercise: The Keystones of Healthy Lifestyle for Medical Students
por:	KIST Medical College and Teaching Hospital, Imadol, Lalitpur, Nepal	**DOI:**	10.31729/jnma.7355
Fecha:	2022 Sep 30	**Sitio web:**	PubMed Central (PMC)
Editorial:	JNMA: Journal of the Nepal Medical Association		

[s95] - https://pmc.ncbi.nlm.nih.gov/articles/PMC6378489/

Autor:	Katherine R Arlinghaus, Craig A Johnston	**Título:**	The Importance of Creating Habits and Routine
por:	University of Houston	**DOI:**	10.1177/1559827618818044
Fecha:	2018 Dec 29	**Sitio web:**	PubMed Central (PMC)
Editorial:	American Journal of Lifestyle Medicine		

[s96] - https://www.nia.nih.gov/health/sleep/good-nights-sleep

Título:	A Good Night's Sleep	**por:**	National Institute on Aging
Sitio web:	National Institute on Aging		

[s97] - https://pmc.ncbi.nlm.nih.gov/articles/PMC6715137/

Autor:	Rachel R Markwald, Imran Iftikhar, Shawn D Youngstedt	**Título:**	Behavioral Strategies, Including Exercise, for Addressing Insomnia
por:	College of Health Solutions, Arizona State University; Emory University School of Medicine; College of Nursing and Health Innovation, Arizona State University; Phoenix VA Health Care System	**DOI:**	10.1249/FIT.0000000000000375
Fecha:	2018 Mar-Apr	**Sitio web:**	PubMed Central (PMC)
Editorial:	ACSM's health & fitness journal		

[s98] - https://pmc.ncbi.nlm.nih.gov/articles/PMC6148064/

Autor:	Rammohan V Rao	**Título:**	Ayurveda and the science of aging
DOI:	10.1016/j.jaim.2017.10.002	**Fecha:**	2017 Dec 21
Sitio web:	PubMed Central (PMC)	**Editorial:**	Journal of Ayurveda and Integrative Medicine

[s99] - https://pmc.ncbi.nlm.nih.gov/articles/PMC9103473/

Autor:	Monika Sejbuk, Iwona Mirończuk-Chodakowska, Anna Maria Witkowska	**Título:**	Sleep Quality: A Narrative Review on Nutrition, Stimulants, and Physical Activity as Important Factors
por:	Medical University of Bialystok	**DOI:**	10.3390/nu14091912
Fecha:	2022 May 2	**Sitio web:**	PubMed Central (PMC)
Editorial:	Nutrients		

[s100] - https://pmc.ncbi.nlm.nih.gov/articles/PMC8470960/

Autor:	Jip Gudden, Alejandro Arias Vasquez, Mirjam Bloemendaal	**Título:**	The Effects of Intermittent Fasting on Brain and Cognitive Function
por:	Radboud University Medical Center	**DOI:**	10.3390/nu13093166
Fecha:	2021 Sep 10	**Sitio web:**	PubMed Central (PMC)
Editorial:	Nutrients		

[s101] - https://doi.org/10.5271/sjweh.3418

Autor:	Sallinen M	**Título:**	Rest breaks – a countermeasure for work-related injuries?
por:	Nordic Association of Occupational Safety and Health (NOROSH)	**DOI:**	10.5271/sjweh.3418
Fecha:	2014-03-01	**Sitio web:**	Scandinavian Journal of Work, Environment & Health
Editorial:	Nordic Association of Occupational Safety and Health (NOROSH)		

[s102] - https://pmc.ncbi.nlm.nih.gov/articles/PMC7576576/

Autor:	Mark Cropley, Leif W Rydstedt, David Andersen	**Título:**	Recovery from work: testing the effects of chronic internal and external workload on health and well-being
DOI:	10.1136/jech-2019-213367	**Fecha:**	2020 Nov 1
Sitio web:	PubMed Central (PMC)	**Editorial:**	Journal of Epidemiology and Community Health

[s103] - https://pmc.ncbi.nlm.nih.gov/articles/PMC6585675/

Autor:	Gerhard Blasche, Barbara Szabo, Michaela Wagner-Menghin, Cem Ekmekcioglu, Erwin Gollner	**Título:**	Comparison of rest-break interventions during a mentally demanding task
por:	Medical University of Vienna, University of Applied Sciences Burgenland	**DOI:**	10.1002/smi.2830
Fecha:	2018 Aug 16	**Sitio web:**	PubMed Central (PMC)
Editorial:	Stress and Health		

[s104] - https://pubmed.ncbi.nlm.nih.gov/20561270/

Autor:	Orlando C;Levitan EB;Mittleman MA;Steele RJ;Shrier I.	**Título:**	The effect of rest days on injury rates
DOI:	10.1111/j.1600-0838.2010.01152.x	**Fecha:**	2011 Dec
Sitio web:	PubMed	**Editorial:**	Scand J Med Sci Sports

[s105] - https://pmc.ncbi.nlm.nih.gov/articles/PMC8447039/

Autor:	Knar Sagherian, Clea A McNeely, Linsey M Steege	**Título:**	Did rest breaks help with acute fatigue among nursing staff on 12-h shifts during the COVID-19 pandemic? A cross-sectional study
DOI:	10.1111/jan.14944	**Fecha:**	2021 Jul 5
Sitio web:	PubMed Central (PMC)	**Editorial:**	Journal of Advanced Nursing

[s106] - https://pubmed.ncbi.nlm.nih.gov/19691365/

Autor:	de Salles BF;Simão R;Miranda F; Novaes Jda S;Lemos A;Willardson JM	**Título:**	Rest interval between sets in strength training
DOI:	10.2165/11315230-000000000-00000	**Fecha:**	2009
Sitio web:	PubMed	**Editorial:**	Sports Med

[s107] - https://pmc.ncbi.nlm.nih.gov/articles/PMC3951958/

Autor:	Fernando Gomez-Pinilla, Charles Hillman	**Título:**	The Influence of Exercise on Cognitive Abilities
por:	UCLA Brain Injury Research Center, Department of Integrative Biology and Physiology, UCLA, Departments of Kinesiology & Community Health, Psychology, and Internal Medicine, the Beckman Institute for Advanced Science and Technology, University of Illinois at Urbana-Champaign	**DOI:**	10.1002/cphy.c110063
Fecha:	2013 Jan	**Sitio web:**	PubMed Central (PMC)
Editorial:	Comprehensive Physiology		

[s108] - https://pmc.ncbi.nlm.nih.gov/articles/PMC8470960/

Autor:	Jip Gudden, Alejandro Arias Vasquez, Mirjam Bloemendaal	**Título:**	The Effects of Intermittent Fasting on Brain and Cognitive Function
por:	Radboud University Medical Center	**DOI:**	10.3390/nu13093166
Fecha:	2021 Sep 10	**Sitio web:**	PubMed Central (PMC)
Editorial:	Nutrients		

[s109] - https://pmc.ncbi.nlm.nih.gov/articles/PMC3252722/

Autor:	Narendra Singh, Mohit Bhalla, Prashanti de Jager, Marilena Gilca	**Título:**	An Overview on Ashwagandha: A Rasayana (Rejuvenator) of Ayurveda
por:	International Institute of Herbal Medicine (IIHM), "Carol Davila" University of Medicine and Pharmaceutics	**DOI:**	10.4314/ajtcam.v8i5S.9
Fecha:	2011 Jul 3	**Sitio web:**	PubMed Central (PMC)

[s110] - https://pmc.ncbi.nlm.nih.gov/articles/PMC10251360/

Autor:	Souhad Chbeir, Victor Carrión	**Título:**	Resilience by design: How nature, nurture, environment, and microbiome mitigate stress and allostatic load
por:	Department of Psychiatry and Behavioral Sciences, School of Medicine, Stanford University, Stanford, CA 94305, United States	**DOI:**	10.5498/wjp.v13.i5.144
Fecha:	2023 May 19	**Sitio web:**	PubMed Central (PMC)
Editorial:	World Journal of Psychiatry		

[s111] - https://pmc.ncbi.nlm.nih.gov/articles/PMC7019700/

Autor:	Anne-Laure Tardy, Etienne Pouteau, Daniel Marquez, Cansu Yilmaz, Andrew Scholey	**Título:**	Vitamins and Minerals for Energy, Fatigue and Cognition: A Narrative Review of the Biochemical and Clinical Evidence
por:	Sanofi Consumer Healthcare, Centre for Human Psychopharmacology, Swinburne University	**DOI:**	10.3390/nu12010228
Fecha:	2020 Jan 16	**Sitio web:**	PubMed Central (PMC)
Editorial:	Nutrients		

[s112] - https://pmc.ncbi.nlm.nih.gov/articles/PMC7322666/

Autor:	Joseph Firth, James E Gangwisch, Alessandra Borsini, Robyn E Wootton, Emeran A Mayer	**Título:**	Food and mood: how do diet and nutrition affect mental wellbeing?
DOI:	10.1136/bmj.m2382	**Fecha:**	2020 Jun 29
Sitio web:	PubMed Central (PMC)	**Editorial:**	The BMJ

[s113] - https://pmc.ncbi.nlm.nih.gov/articles/PMC9441951/

Autor:	Mateusz Grajek, Karolina Krupa-Kotara, Agnieszka Białek-Dratwa, Karolina Sobczyk, Martina Grot, Oskar Kowalski, Wiktoria Staśkiewicz	**Título:**	Nutrition and mental health: A review of current knowledge about the impact of diet on mental health
por:	Medical University of Silesia in Katowice	**DOI:**	10.3389/fnut.2022.943998
Fecha:	2022 Aug 22	**Sitio web:**	PubMed Central (PMC)
Editorial:	Frontiers in Nutrition		

[s114] - https://pmc.ncbi.nlm.nih.gov/articles/PMC2805706/

Autor:	Fernando Gómez-Pinilla	**Título:**	Brain foods: the effects of nutrients on brain function
por:	University of California at Los Angeles School of Medicine	**DOI:**	10.1038/nrn2421
Fecha:	2008 Jul	**Sitio web:**	PubMed Central (PMC)
Editorial:	Nature reviews. Neuroscience		

[s115] - https://pmc.ncbi.nlm.nih.gov/articles/PMC10719542/

Autor:	Afsana Naaz, Komal N Muneshwar	**Título:**	How Maternal Nutritional and Mental Health Affects Child Health During Pregnancy: A Narrative Review
por:	Jawaharlal Nehru Medical College, Datta Meghe Institute of Higher Education and Research, Wardha, IND	**DOI:**	10.7759/cureus.48763
Fecha:	2023 Nov 13	**Sitio web:**	PubMed Central (PMC)
Editorial:	Cureus		

[s116] - https://pmc.ncbi.nlm.nih.gov/articles/PMC10631302/

Autor:	Anushree Modak, Vaishnavi Ronghe, Kavita P Gomase	**Título:**	The Psychological Benefits of Breastfeeding: Fostering Maternal Well-Being and Child Development
por:	Datta Meghe Institute of Higher Education & Research	**DOI:**	10.7759/cureus.46730
Fecha:	2023 Oct 9	**Sitio web:**	PubMed Central (PMC)
Editorial:	Cureus		

[s117] - https://pmc.ncbi.nlm.nih.gov/articles/PMC6148064/

Autor:	Rammohan V Rao	**Título:**	Ayurveda and the science of aging
por:	The Buck Institute for Research on Aging, California College of Ayurveda	**DOI:**	10.1016/j.jaim.2017.10.002
Fecha:	2017 Dec 21	**Sitio web:**	PubMed Central (PMC)
Editorial:	Journal of Ayurveda and Integrative Medicine		

[s118] - https://pmc.ncbi.nlm.nih.gov/articles/PMC7019700/
Autor: Anne-Laure Tardy, Etienne Pouteau, Daniel Marquez, Cansu Yilmaz, Andrew Scholey
Título: Vitamins and Minerals for Energy, Fatigue and Cognition: A Narrative Review of the Biochemical and Clinical Evidence
por: Sanofi Consumer Healthcare, Swinburne University
DOI: 10.3390/nu12010228
Fecha: 2020 Jan 16
Sitio web: PubMed Central (PMC)
Editorial: Nutrients

[s119] - https://pmc.ncbi.nlm.nih.gov/articles/PMC9441951/
Autor: Mateusz Grajek, Karolina Krupa-Kotara, Agnieszka Białek-Dratwa, Karolina Sobczyk, Martina Grot, Oskar Kowalski, Wiktoria Staśkiewicz
Título: Nutrition and mental health: A review of current knowledge about the impact of diet on mental health
por: Medical University of Silesia in Katowice
DOI: 10.3389/fnut.2022.943998
Fecha: 2022 Aug 22
Sitio web: PubMed Central (PMC)
Editorial: Frontiers in Nutrition

[s120] - https://pmc.ncbi.nlm.nih.gov/articles/PMC10911321/
Autor: Alka A Subramanyam, Mansi Somaiya, Avinash De Sousa
Título: Mental health and well-being in children and adolescents
por: PubMed Central (PMC)
DOI: 10.4103/indianjpsychiatry.indianjpsychiatry_624_23
Fecha: 2024 Jan 24
Sitio web: PMC
Editorial: Indian Journal of Psychiatry

[s121] - https://pmc.ncbi.nlm.nih.gov/articles/PMC7292584/
Autor: Amy Orben, Livia Tomova, Sarah-Jayne Blakemore
Título: The effects of social deprivation on adolescent development and mental health
DOI: 10.1016/S2352-4642(20)30186-3
Fecha: 2020 Jun 12
Sitio web: PubMed Central (PMC)
Editorial: The Lancet. Child & Adolescent Health

[s122] - https://www.nia.nih.gov/health/brain-health/cognitive-health-and-older-adults
Título: Cognitive Health and Older Adults
por: National Institute on Aging (NIA)
Sitio web: National Institute on Aging

[s123] - https://pmc.ncbi.nlm.nih.gov/articles/PMC9490697/
Autor: Lasse Brandt, Shuyan Liu, Christine Heim, Andreas Heinz
Título: The effects of social isolation stress and discrimination on mental health
DOI: 10.1038/s41398-022-02178-4
Fecha: 2022 Sep 21
Sitio web: PubMed Central (PMC)
Editorial: Translational Psychiatry

[s124] - https://pmc.ncbi.nlm.nih.gov/articles/PMC3150158/
Autor: Debra Umberson, Jennifer Karas Montez
Título: Social Relationships and Health: A Flashpoint for Health Policy
DOI: 10.1177/0022146510383501
Fecha: 2010
Sitio web: PubMed Central (PMC)
Editorial: Journal of health and social behavior

[s125] - https://pmc.ncbi.nlm.nih.gov/articles/PMC6125010/

Autor:	Jessica Martino, Jennifer Pegg, Elizabeth Pegg Frates	**Título:**	The Connection Prescription: Using the Power of Social Interactions and the Deep Desire for Connectedness to Empower Health and Wellness
DOI:	10.1177/1559827615608788	**Fecha:**	2015 Oct 7
Sitio web:	PubMed Central (PMC)	**Editorial:**	American Journal of Lifestyle Medicine

[s126] - https://pmc.ncbi.nlm.nih.gov/articles/PMC6920243/

Autor:	Theresa Lahousen, Human Friedrich Unterrainer, Hans-Peter Kapfhammer	**Título:**	Psychobiology of Attachment and Trauma—Some General Remarks From a Clinical Perspective
por:	University Clinic for Psychiatry and Psychotherapeutic Medicine, Medical University Graz, Center for Integrative Addiction Research (CIAR), Grüner Kreis Society, Institute of Religious Studies, University of Vienna	**DOI:**	10.3389/fpsyt.2019.00914
Fecha:	2019 Dec 12	**Sitio web:**	PubMed Central (PMC)
Editorial:	Frontiers in Psychiatry		

[s127] - https://pmc.ncbi.nlm.nih.gov/articles/PMC10490081/

Autor:	Masoud Heidari, Yalda Khodadadi Jokar, Shirin Madani, Sharifeh Shahi, Mohammad Sharif Shahi, Mohammad Goli	**Título:**	Influence of Food Type on Human Psychological–Behavioral Responses and Crime Reduction
por:	Islamic Azad University	**DOI:**	10.3390/nu15173715
Fecha:	2023 Aug 25	**Sitio web:**	PubMed Central (PMC)
Editorial:	Nutrients		

[s128] - https://pmc.ncbi.nlm.nih.gov/articles/PMC7366948/

Autor:	Gary W Small, Jooyeon Lee, Aaron Kaufman, Jason Jalil, Prabha Siddarth, Himaja Gaddipati, Teena D Moody, Susan Y Bookheimer	**Título:**	Brain health consequences of digital technology use
por:	Department of Psychiatry and Biobehavioral Sciences and Semel Institute for Neuroscience and Human Behavior, the UCLA Longevity Center, David Geffen School of Medicine at the University of California, Los Angeles, California, US	**DOI:**	10.31887/DCNS.2020.22.2/gsmall
Fecha:	2020 Jun	**Sitio web:**	PubMed Central (PMC)
Editorial:	Dialogues in Clinical Neuroscience		

[s129] - https://pmc.ncbi.nlm.nih.gov/articles/PMC3951958/

Autor:	Fernando Gomez-Pinilla, Charles Hillman	**Título:**	The Influence of Exercise on Cognitive Abilities
DOI:	10.1002/cphy.c110063	**Fecha:**	2013 Jan
Sitio web:	PubMed Central (PMC)	**Editorial:**	Comprehensive Physiology

[s130] - https://pmc.ncbi.nlm.nih.gov/articles/PMC6787147/

Autor:	Jacobo Mintzer, Keaveny Anne Donovan, Arianne Zokas Kindy, Sarah Lenz Lock, Lindsay R Chura, Nicholas Barracca	**Título:**	Lifestyle Choices and Brain Health
DOI:	10.3389/fmed.2019.00204	**Fecha:**	2019 Oct 4
Sitio web:	PubMed Central (PMC)	**Editorial:**	Frontiers in Medicine

[s131] - https://pmc.ncbi.nlm.nih.gov/articles/PMC7647439/

Autor:	Zev Schuman-Olivier, Marcelo Trombka, David A Lovas, Judson A Brewer, David R Vago, Richa Gawande, Julie P Dunne, Sara W Lazar, Eric B Loucks, Carl Fulwiler	**Título:**	Mindfulness and Behavior Change
DOI:	10.1097/HRP.0000000000000277	**Fecha:**	2020 Nov 6
Sitio web:	PMC		

Fuentes de imágenes

Las imágenes no listadas son de creación propia o fueron adquiridas con la licencia correspondiente. Todos los derechos están reservados para estas imágenes.

Para todas las demás imágenes listadas aquí:
Ninguna de las imágenes fue modificada, solo se ajustó la resolución. En la versión eBook, las imágenes se compilaron en collages numerados. Todas las imágenes permanecen sujetas a su licencia original y se utilizan de acuerdo con sus respectivos términos de licencia. Si descubre errores de atribución u otras discrepancias, contáctenos.

Fecha de la revisión final de la imagen: 2025-02-14.

Licencia utilizada

CC0	http://creativecommons.org/publicdomain/zero/1.0/deed.en

Créditos de imágenes

[i1] - 001_001_001_image_neuronale_migration.jpeg
https://upload.wikimedia.org/wikipedia/commons/0/06/GnRH_Neuron.png

Date:	2014-11-27	**por:**	Neuroez
Artista:	B. Ian Hutchins and Susan Wray	**License:**	Public domain

[i2] - 001_001_001_image_alphalinolensaeure.jpeg
https://upload.wikimedia.org/wikipedia/commons/c/c5/Linolenic-acid-3D-vdW.png

Date:	2017-10-10	**por:**	Mykhal
License:	Public domain		

[i3] - 001_001_003_image_enzym.jpeg
https://upload.wikimedia.org/wikipedia/commons/7/78/Purine_Nucleoside_Phosphorylase.jpg

Date:	2004-12-17	**por:**	Chris 73
License:	Public domain		

[i4] - 001_001_003_image_supplementierung.jpeg
https://upload.wikimedia.org/wikipedia/commons/f/f1/Iodine_pills.jpg

Date:	2014-12-02	**por:**	Mx. Granger
License:	CC0		

[i5] - 001_002_001_image_mediterrane_ernaehrung.jpeg
https://upload.wikimedia.org/wikipedia/commons/1/18/Mediterranean_diet_food_pyramid_%28en%29.jpg

Date:	2010	**por:**	El Mono Español
Artista:	Fundación Dieta Mediterránea (Mediterranean Diet Foundation, FDM)	**License:**	CC0

[i6] - 001_002_003_image_insulin.jpeg
https://upload.wikimedia.org/wikipedia/commons/5/57/Human-insulin-hexamer-3D-ribbons.png

Date:	2007-04-22	**por:**	Benjah-bmm27
License:	Public domain		

[i7] - 001_003_002_image_darmmikrobiom.jpeg
https://upload.wikimedia.org/wikipedia/commons/6/6c/Bacteroides_biacutis_01.jpg

Date:	2007-03-29	**por:**	Angusmclellan
Artista:	US gov	**License:**	Public domain

[i8] - 001_003_003_image_tryptophan.jpeg
https://upload.wikimedia.org/wikipedia/commons/1/13/L-tryptophan-3D-balls.png

Date:	2007-03-04	**por:**	Benjah-bmm27
License:	Public domain		

[i9] - 002_001_001_image_herz.jpeg
https://upload.wikimedia.org/wikipedia/commons/8/85/Human_heart_male_adult_autopsy.jpg

Date:	2017-03-13	**por:**	Jebulon
License:	CC0		

[i10] - 002_001_001_image_lunge.jpeg
https://upload.wikimedia.org/wikipedia/commons/6/61/The_human_lungs.png

Date:	2008-02-10	**por:**	Tyrol5
Artista:	LadyofHats	**License:**	Public domain

[i11] - 002_001_002_image_gehirn.jpeg
https://upload.wikimedia.org/wikipedia/commons/5/50/Computed_tomography_of_human_brain_-_large.png

Date:	Uploaded	**por:**	Shashi.
Artista:	Mikael Häggström	**License:**	CC0

[i12] - 002_001_003_image_bdnf.jpeg
https://upload.wikimedia.org/wikipedia/commons/a/aa/BDNF_NT4.png

Date:	2023-12-20	**por:**	·Solembum·
License:	CC0		

[i13] - 002_001_003_image_cortisol.jpeg
https://upload.wikimedia.org/wikipedia/commons/c/c0/Cortisol-3D-balls.png

Date:	2008-05-26	**por:**	Benjah-bmm27
Artista:	Ben Mills	**License:**	Public domain

[i14] - 002_002_001_image_widerstandstraining.jpeg
https://upload.wikimedia.org/wikipedia/commons/5/5f/Football_strength_image.jpg

Date:	2012-01-02	**por:**	Kam012069
License:	CC0		

[i15] - 002_002_002_image_dynamisches_dehnen.jpeg
https://upload.wikimedia.org/wikipedia/commons/c/cf/-ecyber18_PE_WILLISON_%2842020235535%29.jpg

Date:	2018-06-20	**por:**	Tyler ser Noche
Artista:	U.S. Army RDECOM	**License:**	Public domain

[i16] - 002_003_001_image_yoga.jpeg
https://upload.wikimedia.org/wikipedia/commons/f/fd/Flickr_-_The_U.S._Army_-_Yoga_with_Indian_soldiers.jpg

Date:	2008-10-11	**por:**	Boing-boing
Artista:	The U.S. Army	**License:**	Public domain

[i17] - 002_003_002_image_asana.jpeg
https://upload.wikimedia.org/wikipedia/commons/d/d7/Anahata_yoga_class.jpg

Date:	2005-07-18	**por:**	BigrTex
Artista:	User:Nemonoman	**License:**	Public domain

[i18] - 002_003_003_image_amygdala.jpeg
https://upload.wikimedia.org/wikipedia/commons/9/9d/Amygdala_position.png

Date:	2008-01-16	**por:**	Gustavocarra
Artista:	Unknown authorUnknown author	**License:**	Public domain

[i19] - 002_003_003_image_graue_substanz.jpeg
https://upload.wikimedia.org/wikipedia/commons/d/de/Visible_Human_head_slice.jpg

Date:	ca. November 1995; date of modification 11-4-2008	**por:**	Looie496
License:	Public domain		

[i20] - 003_001_002_image_neuroplastizitaet.jpeg
https://upload.wikimedia.org/wikipedia/commons/d/de/Neuroplasticity.jpg

Date:	2020-11-11	**por:**	Neuroscience49
Artista:	Lauren Moriarty	**License:**	CC0

[i21] - 003_003_002_image_neurofeedback.jpeg
https://upload.wikimedia.org/wikipedia/commons/f/fb/EEG_early_studies_edited.jpg

Date:	2022-04-23	**por:**	Ras67
Artista:	D Smith	**License:**	Public domain

[i22] - 003_003_002_image_kognitives_training.jpeg
https://upload.wikimedia.org/wikipedia/commons/1/17/Cassette_with_mental_training_against_dental_fear.jpg

Date:	Photo	**por:**	Riggwelter
Artista:	Peter Häll, Swedish National Museum of Science and Technology	**License:**	CC0

[i23] - 003_003_003_image_ergonomische_moebel.jpeg
https://upload.wikimedia.org/wikipedia/commons/4/47/Hulkee_Lounge_Chair.jpg

Date:	2025-01-10	**por:**	Bim24
License:	CC0		

[i24] - 003_003_003_image_noisecancellingkopfhoerer.jpeg
https://upload.wikimedia.org/wikipedia/commons/f/fd/Bose_QC2_in_Case_1.jpg

Date:	12 August 2005	**por:**	File Upload Bot (Magnus Manske)
Artista:	Mark Kim	**License:**	Public domain

[i25] - 003_003_003_image_zeitmanagement.jpeg
https://upload.wikimedia.org/wikipedia/commons/f/fe/We_Must_Use_Time_AS_a_Tool_Not_As_a_Couch.jpg

Date:	2024-06-19	**por:**	Starkmend
License:	CC0		

[i26] - 003_003_003_image_todoliste.jpeg
https://upload.wikimedia.org/wikipedia/commons/b/b9/To_do_list_%2828123133694%29.jpg

Date:	2016-08-03	**por:**	Юрий Д.К.
Artista:	freestocks.org	**License:**	CC0

[i27] - 004_001_001_image_melatonin.jpeg
https://upload.wikimedia.org/wikipedia/commons/a/a9/Melatonin_molecule_spacefill.png

Date:	2011-08-24	**por:**	Jynto
License:	CC0		

[i28] - 004_001_001_image_ohrstoepsel.jpeg
https://upload.wikimedia.org/wikipedia/commons/b/b8/Disposable_foam_earplugs.jpg

Date:	2021-08-31	**por:**	Fornax
License:	Public domain		

[i29] - 004_001_001_image_schallschutzfenster.jpeg
https://upload.wikimedia.org/wikipedia/commons/6/61/US_Navy_080731-N-3674H-014_Constructionman_Krista_Beech%2C_assigned_to_Naval_Mobile_Construction_Battalion_%28NMCB%29_74%2C_helps_install_a_window_at_the_USO_at_Camp_Virginia%2C_Kuwait.jpg

Date:	2008-07-29	**por:**	BotMultichillT
Artista:	U.S. Navy photo by Mass Communication Specialist 2nd Class John Hulle	**License:**	Public domain

[i30] - 004_001_001_image_whitenoisegeraet.jpeg
https://upload.wikimedia.org/wikipedia/commons/6/65/Digital-clock-radio-premium.jpg

Date:	30 September 2005	**por:**	Tysto
License:	Public domain		

[i31] - 004_001_002_image_meditation.jpeg
https://upload.wikimedia.org/wikipedia/commons/0/00/Meditation_Focus_Point.jpg

Date:	2024-12-12	**por:**	Bondigoldwiki
License:	CC0		

[i32] - 004_001_003_image_autogenes_training.jpeg
https://upload.wikimedia.org/wikipedia/commons/e/e9/DK-Haltung.jpg

Date:	1980-01-01	**por:**	Neuthaler
License:	Public domain		

[i33] - 004_001_003_image_schlafzimmer.jpeg
https://upload.wikimedia.org/wikipedia/commons/b/b3/Bedroom_in_Standen_House_2024-10-08.jpg

Date:	2024-10-08	**por:**	Onthewings
Artista:	Andy Li	**License:**	CC0

[i34] - 004_002_001_image_zirkadianer_rhythmus.jpeg
https://upload.wikimedia.org/wikipedia/commons/e/eb/Young_Pineal_Gland_Hematoxylin_and_Eosin_Staining_%2833496198538%29.jpg

Date:	2019-03-04	**por:**	Meisam
Artista:	Berkshire Community College Bioscience Image Library	**License:**	CC0

[i35] - 004_002_001_image_nonrapid_eye_movement.jpeg
https://upload.wikimedia.org/wikipedia/commons/3/3a/A_child_sleeping.jpg

Date:	2007-04-23	**por:**	Alessandro Zangrilli
License:	Public domain		

[i36] - 004_002_002_image_atemuebungen.jpeg
https://upload.wikimedia.org/wikipedia/commons/a/a8/Colleges_and_Universities_-_Harvard_University_-_Class_in_breathing_exercises%2C_Weld_Boat_Club%2C_Cambridge%2C_Massachusetts_-_NARA_-_26426652.jpg

Date:	Taken	**por:**	US National Archives bot
Artista:	class="fn value"> Unknown authorUnknown author or not provided	**License:**	Public domain

[i37] - 004_002_002_image_digitalisierung.jpeg
https://upload.wikimedia.org/wikipedia/commons/c/c6/Mrs._Carter_and_Mental_Health_Commission_Members_-_DPLA_-_bfe51174e20d14459ac8186182acf677.jpg

Date:	3 August 1977	**por:**	DPLA bot
Artista:	President (1977-1981 : Carter). White House Staff Photographers. 1/20/1977-1/20/1981	**License:**	Public domain

[i38] - 004_002_003_image_achtsamkeitsuebungen.jpeg
https://upload.wikimedia.org/wikipedia/commons/9/98/Sukhesikarama_Mindful_Forest_Meditation_Center.jpg

Date:	2024-02-15	**por:**	Cun Cun
License:	CC0		

[i39] - 004_003_002_image_energie.jpeg
https://upload.wikimedia.org/wikipedia/commons/1/13/Lightning_over_Oradea_Romania_3.jpg

Date:	2005-08-17	**por:**	Diego pmc
Artista:	Mircea Madau	**License:**	Public domain

[i40] - 004_003_002_image_stress.jpeg
https://upload.wikimedia.org/wikipedia/commons/6/62/Canva_-_Woman_Feeling_Emotional_Stress.jpg

Date:	2016-07-04	**por:**	Carovinc2
Artista:	MismibaTinasheMadando	**License:**	CC0

[i41] - 004_003_003_image_adaptogen.jpeg
https://upload.wikimedia.org/wikipedia/commons/b/b8/Panax_quinquefolius.jpg

Date:	2006-02-08	**por:**	MPF
License:	Public domain		

[i42] - 004_003_003_image_autophagie.jpeg
https://upload.wikimedia.org/wikipedia/commons/8/87/Autophagosomes.jpg

Date:	2009	**por:**	Genericuser
License:	Public domain		

[i43] - 005_001_001_image_nervenzelle.jpeg
https://upload.wikimedia.org/wikipedia/commons/7/73/Layers_of_nerve_cells_in_the_retina.jpg

Date:	2008-11-06	**por:**	Ooligan
Artista:	National Institutes of Health (NIH)	**License:**	Public domain

[i44] - 005_001_001_image_neuronale_differenzierung.jpeg
https://upload.wikimedia.org/wikipedia/commons/1/1b/Differentiation_Neural_Progenitors.jpg

Date:	2011-03-16	**por:**	CFCF
Artista:	National Institutes of Health (NIH)	**License:**	Public domain

[i45] - 005_001_001_image_axon.jpeg
https://upload.wikimedia.org/wikipedia/commons/4/49/Nerve_fibers_%2849644599417%29.jpg

Date:	2020-03-02	**por:**	Ser Amantio di Nicolao
Artista:	NIH Image Gallery	**License:**	Public domain

[i46] - 005_001_002_image_hypothalamus.jpeg
https://upload.wikimedia.org/wikipedia/commons/b/b6/Hypothalamus.jpg

Date:	2005-07-06	**por:**	Methoxyroxy~commonswiki
License:	Public domain		

[i47] - 005_001_002_image_mediterrane_ernaehrungsweise.jpeg
https://upload.wikimedia.org/wikipedia/commons/8/8b/Michael_Taylor_and_colleagues_visit_the_farm_stand_owned_by_the_Spear_family_in_Waldoboro.jpg

Date:	2013-08-18	**por:**	Darlenefrivera
Artista:	The U.S. Food and Drug Administration	**License:**	Public domain

[i48] - 005_001_003_image_magnesium.jpeg
https://upload.wikimedia.org/wikipedia/commons/d/dd/Magnesium.jpg

Date:	2007-05-23	**por:**	Renamed user EUgxCtTxPS
Artista:	Maral10	**License:**	Public domain

[i49] - 005_002_001_image_koerpersprache.jpeg
https://upload.wikimedia.org/wikipedia/commons/a/af/Crwys_Road_Welsh-medium_infants_school%2C_Cardiff_%285204674676%29.jpg

Date:	2010-11-24	**por:**	Jason.nlw
Artista:	Geoff Charles	**License:**	CC0

[i50] - 005_002_001_image_reflektierendes_zuhoeren.jpeg
https://upload.wikimedia.org/wikipedia/commons/1/1e/160816-N-UM054-001_160816-N-UM054-001.jpg

Date:	Taken	**por:**	Fæ
Artista:	Yasmine T Muhammad	**License:**	Public domain

[i51] - 005_002_002_image_ernaehrungsgewohnheiten.jpeg
https://upload.wikimedia.org/wikipedia/commons/2/24/Children_are_taught_good_eating_habits_at_nursery_established_by_the_Health_for_Victory_Club_8b06575v.jpg

Date:	2015-06-30	**por:**	Slowking4
Artista:	Ann Rosener	**License:**	Public domain

[i52] - 005_002_003_image_chor.jpeg
https://upload.wikimedia.org/wikipedia/commons/5/5e/Choir_Lira.jpg

Date:	вересень	**por:**	UWCTransferBot
Artista:	Власне	**License:**	Public domain

[i53] - 005_002_003_image_ehrenamt.jpeg
https://upload.wikimedia.org/wikipedia/commons/5/56/Volunteerism_and_Community_Service_in_Ukraine_Photo_Contest_Volunteerism_and_Community_Service_in_Ukraine_Photo_Contest%2C_Sept-Nov%2C_2013_%2810959030576%29.jpg

Date:	2010-01-15	**por:**	OceanAtoll
Artista:	U.S. Embassy Kyiv Ukraine	**License:**	Public domain

[i54] - 005_002_003_image_kochkurs.jpeg
https://upload.wikimedia.org/wikipedia/commons/d/d9/ZSP2_%E2%80%93_cooking_school_in_Tomasz%C3%B3w_Mazowiecki%2C_class_room.jpg

Date:	2020-06-05	**por:**	WrS.tm.pl
License:	Public domain		

[i55] - 005_002_003_image_gartenverein.jpeg
https://upload.wikimedia.org/wikipedia/commons/d/d2/Community_gardening%2C_East_Vancouver.jpg

Date:	29 April 2006	**por:**	File Upload Bot (Magnus Manske)
Artista:	Hu Gadarn	**License:**	Public domain

[i56] - 005_003_003_image_aktives_lernen.jpeg
https://upload.wikimedia.org/wikipedia/commons/2/2a/Clean_up_at_Regional_Institute_for_Active_Learning_DVIDS131053.jpg

Date:	2008-11-15	**por:**	Fæ
Artista:	Petty Officer 3rd Class Brian Goodwin	**License:**	Public domain

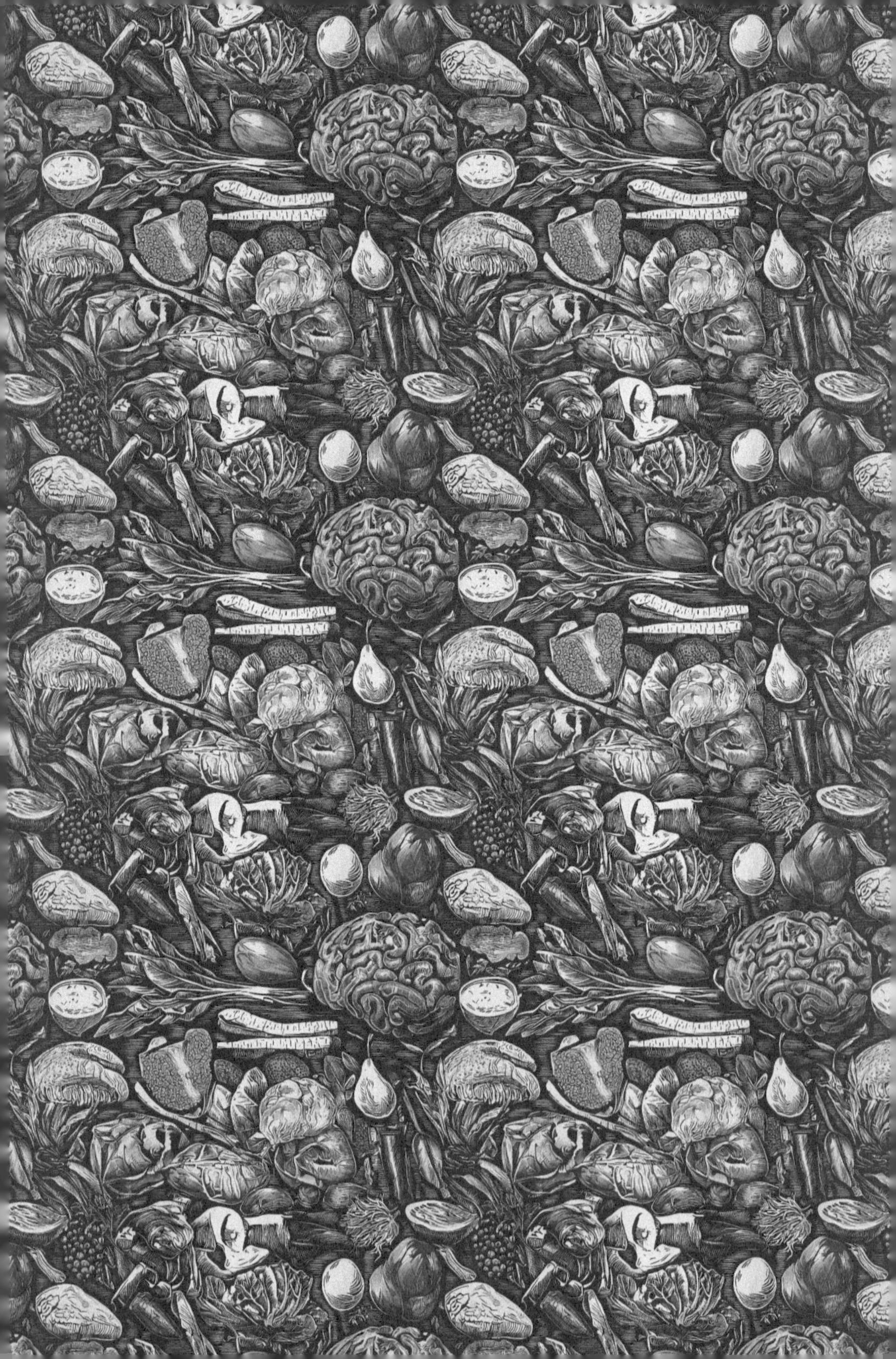

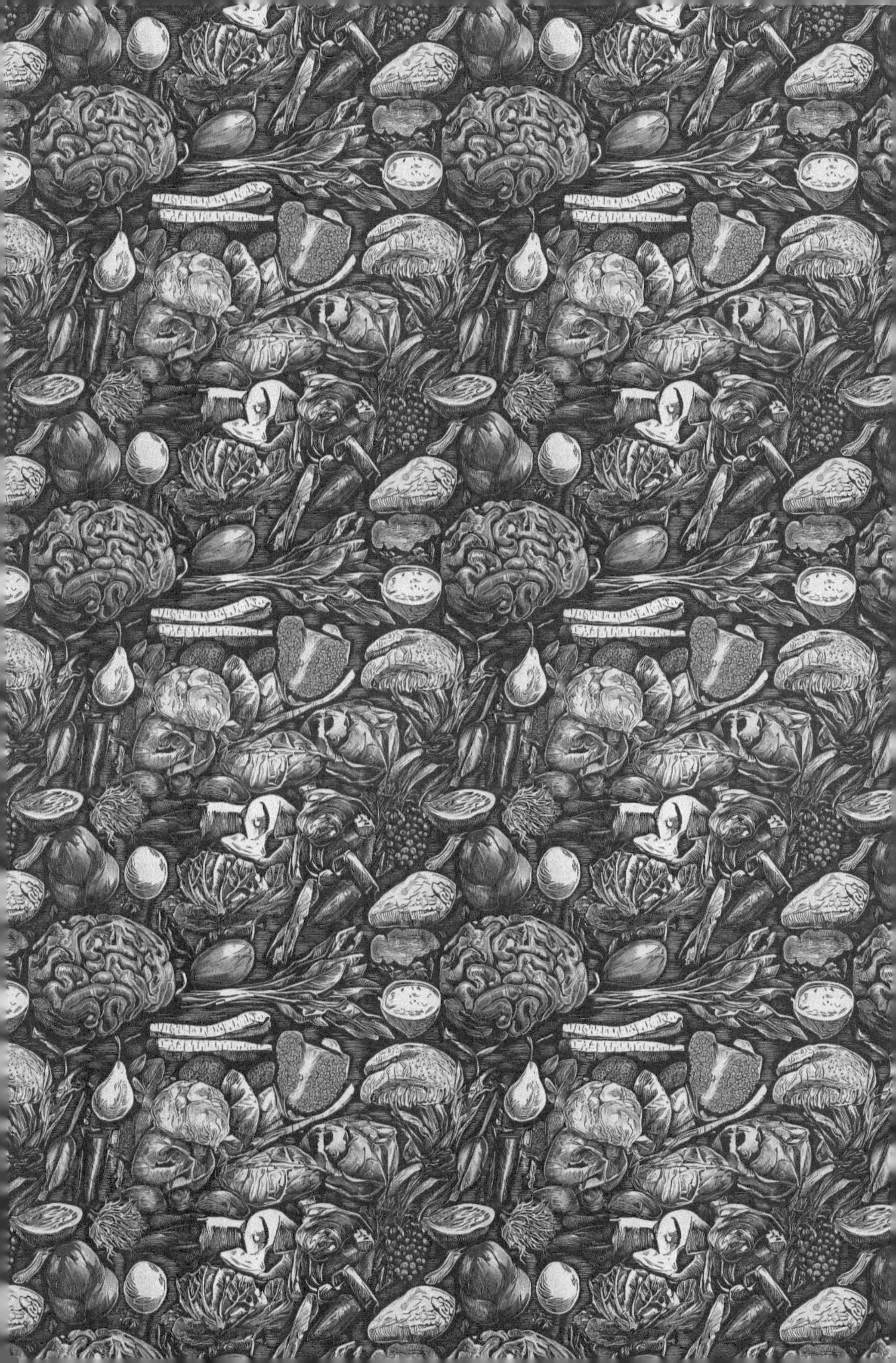

Kolibri 360 GmbH
Ferdinand-Jühlke-Straße 7
99095 Erfurt, Deutschland
produktsicherheit@kolibri360.de